Learn Bangla through Hindi

सम्पूर्ण व्याकरण सहित

(সম্পূর্ণ ব্যাকরণের সাথে)

हिन्दी–बांगला बोलना सीखें

হিন্দী —বাংলা বলতে শিখুন

सम्पूर्ण व्याकरण सहित हिन्दी–बांगला बोलना सीखें

সম্পূর্ণ ব্যাকরণের সাথে হিন্দী —বাংলা বলতে শিখুন

V&S PUBLISHERS

प्रकाशक

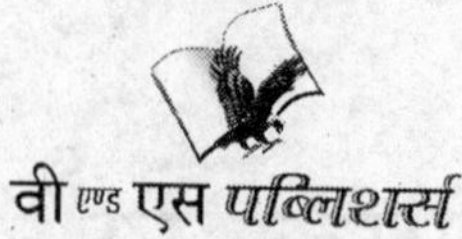

वी एण्ड एस पब्लिशर्स

F-2/16, अंसारी रोड, दरियागंज, नई दिल्ली-110002

☎ 23240026, 23240027 • *फैक्स:* 011-23240028

✉ info@vspublishers.com • 🌐 www.vspublishers.com

Online Brandstore: amazon.in/vspublishers

क्षेत्रीय कार्यालय : हैदराबाद

5-1-707/1, ब्रिज भवन (सेन्ट्रल बैंक ऑफ इण्डिया लेन के पास)

बैंक स्ट्रीट, कोटी, हैदराबाद-500 095

☎ 040-24737290

E-mail: vspublishershyd@gmail.com

फ़ॉलो करें:  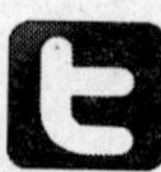 

BUY OUR BOOKS FROM: AMAZON FLIPKART

ISBN 978-93-505716-9-9

नवीन संस्करण

मुद्रक : परम ऑफसेटर्स, ओखला, नयी दिल्ली-110020

प्रकाशकिय टिप (Publisher's Note) প্রকাশকের বক্তব্য

वी ॲन्ड एस पब्लिकेशन ट्रस्ट पुस्तकों की बाजार में काफी सुविख्यात है। क्योंकी यह संस्था बडे पैमानेपर माहिती संकलित करती है और पुस्तकें प्रकाशित करती है । हम पर विश्वास रखनेवाले हमारे ग्रहकों को वाजबी दामों पर विविध विषयों से संबंधित पुस्तकें उपलब्ध करा देना यह हमारा लक्ष्य है। इस लक्ष्य को ध्यान मे रखते हुए हम हमारे वाचकों को विविध लेखकों की रचनायें उपलब्ध करवाते रहते है।

भारत एक विशाल देश है। इस देश के लोगो ने माध्यम भाषा के तौर पर अंग्रेजी भाषा को स्विकार किया है। जब की लोग दुसरी ओर से भी शिक्षित होने का प्रयास कर रहें है। उसी प्रकार बंगाली भी मिडिया भाषा (मिडिया को जोडने वाली) मानी जाती है। इस देशकी बहूत बडी लोकसंख्या बांगला भाषा बोलती है और देश के एक तृतियांश लोग बांगला समझने लगे है। कुछ स्कुलों मे बांगला भाषा पढाई जाती है, लेकिन लोगों मे राष्ट्रिय एकात्मता का निर्माण करना यह हमारा प्रमुख ध्येय है। इसी प्रयोजन से वी ॲन्ड एस प्रकाशन हिन्दी के माध्यम से व्याकरण के साथ बांगला सिखाने वाली यह पुस्तक प्रकाशित करने जा रहा है।

अधिक परिश्रम और दिर्घकाल संशोधन के बाद यह पुस्तक ज्ञानी लोगों की मदत से बनाई गयी है। भाषा सिखाने वाली अन्य पुस्तकों की तरह इस पुस्तक मे भी व्याकरण का समावेश किया गया है। इस पुस्तक मे दी गयी व्याकरण की सरल युक्तियों के साथ आप अच्छी तरह से बांगला बोल और समझ पायेंगे। और इस विषय को आसानी से समझ कर इसपर अपनी पकड जमा पायेंगे।

इस पुस्तक की रचना आसान व्याकरण के साथ और रोजमर्रा के व्यवहार मे उपयोग मे आने वाले संभाषण के साथ की गइ है। इस वजह से आपको समझने मे आसान होगी। यदी यह पुस्तक हिन्दी–बांगला है फिर भी आवश्यकतानुसार कई जगह पर अंग्रेजी शब्दो का भी इस्तेमाल किया गया है। जो वाचकों को कठीन बांगला शब्द / वाक्य समझने मे मदत करेंगे। बस स्टॅन्ड, बाजार, रेल्वे स्टेशन हॉटलस् इत्यादी जगहों पर उपयोग मे लाये जाने वाले बांगला शब्द और वाक्यों का उपयोग किया गया है। यह पुस्तक आपको बांगला भाषा बोलने वाले लोगों के साथ आसानी से बात करने मे सहायक होगी। फिर भी एक बात का खयाल रखिये की हम आपको भाषा प्रभु लोगों की तरह तज्ञ नही बना सकते लेकिन आप आसानी से बांगला मे बात कर सकेंगे इस बात का आपको यकीन दिलाते है।

प्रस्तावना (Preface) উপক্রমণিকা/ভূমিকা

भारत बहुत बड़ा देश है। वह विभिन्न भाषाओं से समादृत है। यहाँ कई भाषाएँ बोली जाती हैं। जिनकी गिनती करना भी संभव नहीं है। यहाँ लगभग हजारों भाषाएँ बोली जाती हैं। भारत के संविधान के अनुसार लगभग 20 भाषाएं प्रचलित हैं। अधिकतर लोग हिंदी में बात करते हैं। इसीलिए भारत सरकार ने हिन्दी को राजभाषा का दर्जा दिया है।

पिछले जमाने में जिस गाँव के लोग उसी गाँव में और जिस प्रांत के लोग उसी प्रांत में रहते थे। इसीलिए वे जहाँ की भाषा वहाँ ही बोलते थे। एक प्रांत में बनाई हुई चीज उसी प्रांत में बेची, खरीदी और उपयोग में लाई जाती थी। वह एक छोटा समाज था, इसलिए उन्हें भाषा का उतना महत्व नहीं मालूम पड़ता था। लेकिन अब समाज बहुत बड़ा हो गया है, फैल गया है, इसलिए लोगों को रहने के लिए एक जगह से दूसरी जगह जाना पड़ रहा है। जहाँ की चीजें हों वहाँ बेंचने या खरीदने का मौका नहीं मिलता। खान–पान व्यवस्था बढ़ गई है। चीजों की ताजगी परीक्षण में सांकेतिक ज्ञान की वृद्धि हुई है। इसलिए एक जगह बनाई हुई चीजें दूर और कहीं से कहीं जा रही हैं, जगह–जगह घूम रही हैं। इसलिए लोग विविध व्यवसाय, उद्योग, व्यापारों में लिप्त हैं। उनका एक जगह से दूसरी जगह आना–जाना साधारण बात हो गई है। इस स्थिति में सभी को सभी भाषाओं का ज्ञान अनिवार्य हो गया है। हमारे देश में अत्यधिक हिन्दी भाषी लोग हैं। बांगला भाषी लोगों की संख्या भी कम नहीं है। इसीलिए बांगला भाषा सीखना हर एक के लिए प्रमुखता बन गई है। इस बात को ध्यान में रखते हुए हिन्दी से बांगला सीखने के लिए यह किताब लिखी गई है।

साधारण किताबों में संभाषण और थोड़ा–बहुत शब्दकोश दिया जाता है। लेकिन इस किताब में हमने व्याकरण भी दिया है। ताकि लोग व्याकरण सहित भाषा सीख सकें। व्याकरण के बिना कोई भी भाषा बोली नहीं जा सकती। इसी उद्देश्य से हिन्दी और बांगला वर्णमाला से प्रारंभ करके हमने व्याकरण का हर छोटा–बड़ा अंश इस किताब में दिया है।

आजकल अंग्रेजी भाषा बहुत ज्यादा प्रचलित हो रही है। इसलिए हिन्दी और अंग्रेजी बोलने वाले बांगला भाषी लोगों की दृष्टि से हमने शीर्षक (Heading) ओर उप–शीर्षक (Sub-Headings) अंग्रेजी में दिए हैं। ताकि लोग इन दो भाषाओं के साथ अंग्रेजी भी सीख सकें।

कोई भी भाषा व्यवहार में जैसी बोली जाती है वैसा सीखना अच्छा नहीं रहता। यदि ऐसा सिखाया गया तो वह पुस्तकीय ज्ञान जैसा लगता है। इस लिए नित्य व्यावहारिक भाषा के अतिरिक्त व्याकरण सहित हिन्दी–बांगला भाषा कैसे बोली जाती है, वह इस किताब में सिखाया गया है।

इस किताब के अंत में दी गई ऑडियो सीडी एक अन्य आकर्षण है। अगर हम हाथ में किताब लेकर ऑडियो सीडी सुनें तो शब्दों के सही उच्चारण का ज्ञान होता है। हर भाषा की अपनी उच्चारण पद्धति होती है। इसलिए उस भाषा का उच्चारण कानों में पड़ना एक बहुत महत्वपूर्ण बात है। जो इस किताब के द्वारा हासिल हो सकती है।

यह पुस्तक हिन्दी प्रवेशिका, माध्यमिका, विशारद, भूषण, पंडित के परीक्षार्थियों के लिए एवं इंटरमिडियट, डिग्री में जिनकी दूसरी भाषा हिन्दी है, उनके लिए भी उपयुक्त है। पाठशाला में पढ़ने वाले विद्यार्थी भी अपनी पाठ्य पुस्तकों के साथ इसकी मदद ले सकते हैं। जिससे उनके भाषा ज्ञान में और वृद्धि हो सके। इसके अलावा जिसे थोड़ी–बहुत हिन्दी आती हो, उसे और अच्छी तरह सीखना हो तो उनके लिए यह किताब बहुत उपयोगी होगी इसमें संदेह नहीं है।

यह किताब आपके सामने आने का मुख्य श्रेय बी. एंड एस. पब्लिशर्स के अधिनेता श्री साहिल गुप्ता जी को और मेरे प्रिय मित्र श्री राघवेन्द्रराव जी, जो इस संस्था के साऊथ इंडिया मैनेज़र (हैदराबाद) पद पर, उन्हें जाता है। इसके अलावा मेरे गुरुतुल्य हिन्दी पंडित श्री पटेल नरेश रेड्डीजी ने, जिन्होंने समय–समय पर मुझे सलाह देने का काम किया और मेरे दूसरे मित्र श्री ठाकुर सुदर्शन सिंह जी का भी मैं बहुत आभारी हूँ।

आज मेरे इस उन्नत स्थिति में पहुँचने में मेरे माता–पिता श्री कालहस्ति सोमराजु और श्रीमती श्यामलाम्बा जी को, मेरे बड़े भाई मणिभूषण जी को मेरा पादाभिनंदन। मेरे छोटे भाई कालहस्ति भास्कर जी को यह किताब अर्पित कर रहा हूँ। मेरी छोटी बहन श्रीमती ताटिकोंडा लक्ष्मी राजेश्वरी को धन्यवाद जिन्होंने मुझे हर मोड़ पर प्रोत्साहित किया, यह बात मैं नहीं भूल सकता।

मेरी धर्मपत्नी श्रीमती गौरी, मेरा बेटा भास्कर जी और मेरी बेटी वीरा सोमेश्वरी ने जो सहायता और सहकरण दिया वह अभिनंदनीय है। इस किताब को अच्छी तरह से डी.टी.पी करने वाले मेरे सहकर्मी संजय और जयंती जी को धन्यवाद। हमने इस किताब को त्रुटियों और गलतियों से रहित रखने की जी–जान से कोशिश की फिर भी जो थोड़ी–बहुत त्रुटियाँ रह गई हों उसे निदर्शन में आते ही पुनर्मुद्रण में ठीक करने का प्रयास करेंगे, इस बात की पाठकों से विनम्रता से विनती करते हुए....
....

रचयिता

कालहस्ति गौरीनाथ

एम.ए., एल.एल.बी.

हैदराबाद

दिनांक: 02–08–2013

সূচীপত্র (Contents) विषय सूची

Part - 1

Part - 2

(पृष्ठ संख्या 95 से 112 विषय-सामग्री ऑनलाइन उपलब्ध है।)

Part - 3

Part - 5

(पृष्ठ संख्या 205 से 220 विषय-सामग्री ऑनलाइन उपलब्ध है।)

Part - 6

ভাগ-১

भाग - १

PART -1

हिन्दी वर्णमाला (Alphabet) বাংলা বর্ণমালা

स्वर (Vowels) স্বরবর্ণ

कोई भी भाषा सीखने के लिए पहले उस भाषा की वर्णमाला सीखनी होती है। बांगला भाषा में 51 वर्ण है। इन वर्णों को दो भागों में विभाजित किया गया है: स्वर वर्ण और व्यंजन वर्ण। हिन्दी और बांगला दोनों भाषाओं में 11 स्वरवर्ण हैं–

स्वर (Vowels) স্বরবর্ণ

अ	आ	इ	ई	उ	ऊ	ऋ
অ	আ	ই	ঈ	উ	ঊ	ঋ
ए	ऐ	ओ	औ			
এ	ঐ	ও	ঔ			

व्यंजन (Consonants) ব্যঞ্জনবর্ণ

बांगला भाषा में 33 व्यंजन हैं:

क	ख	ग	घ	ङ	'क'	वर्ग
ক	খ	গ	ঘ	ঙ	'ক'	বর্গ
च	छ	ज	झ	ञ	'च'	वर्ग
চ	ছ	জ	ঝ	ঞ	'চ'	বর্গ
ट	ठ	ड	ढ	ण	'ट'	वर्ग'
ট	ঠ	ড	ঢ	ণ	'ট'	বর্গ
त	थ	द	ध	न	'त'	वर्ग'

ত	থ	দ	ধ	ন	'ত' বর্গ
प	**फ**	**ब**	**भ**	**म**	'प' वर्ग'
প	ফ	ব	ভ	ম	'প' বর্গ
य	**र**	**ल**	**व**		अंत:स्थ वर्ण
য	র	ল	ব		অন্তঃস্থ্ বর্ন
श	**ष**	**स**	**ह**		ऊष्म वर्ण
শ	ষ	স	হ		উষ্ম বর্ণ

और : को अयोगवाह वर्ण कहा जाता है।

ँ को अनुनासिक कहते हैं।

संयुक्ताक्षर (Compound Letters) যুক্তাক্ষর

क्ष	**त्र**	**ज्ञ**	**श्र**
ক্ষ	ত্র	জ্ঞ	শ্র

व्यंजन एवं स्वर वर्णों के संधि चिह्न (मात्राएँ)

ব্যঞ্জন ও স্বরবর্ণের সন্ধি-চিহ্ন (মাত্রা)

(Joining of consonants and Vowels - symbols)

प्रत्येक स्वरवर्ण के लिए विशेष चिह्न निर्दिष्ट है। व्यंजन के पश्चात् स्वर वर्ण जोड़ने के लिए मूलवर्ण लिखने के स्थान पर उस वर्ण के चिह्न या मात्रा का प्रयोग किया जाता है।

व्यंजन			स्वर		मात्रा	अक्षर	
ক	क	+	অ	अ	—	ক	क
ক	क	+	আ	आ	া	কা	का
ক	क	+	ই	इ	ি	কি	कि
ক	क	+	ঈ	ई	ী	কী	की
ক	क	+	উ	उ	ু	কু	कु
ক	क	+	ঊ	ऊ	ূ	কূ	कू
ক	क	+	ঋ	ऋ	ৃ	কৃ	कृ
ক	क	+	এ	ए	বে	কে	के
ক	क	+	ঐ	ऐ	ঐ	কৈ	कै
ক	क	+	ও	ओ	ও	কো	को
ক	क	+	ঔ	औ	ঔ	কৌ	कौ
ক	क	+	ং	अं	ং	কং	कं
ক	क	+	ঁ	कँ	ঁ	কঁ	कँ
ক	क	+	অঃ	अः	ঃ	কঃ	कः

व्यंजन और व्यंजन के संधि–चिह्न

(Joining of consonants and consonants - symbols)

ব্যঞ্জন ও ব্যঞ্জন-সন্ধি (চিহ্ন)

एक व्यंजन के साथ किसी अन्य व्जन का योग होने पर उसके रूप में परिवर्तन होता है।

অক্ষর अक्षर	চিহ্ন चिह्न	অক্ষর अक्षर	চিহ্ন चिह्न
क	क्	ক	ক্
ख	ख्	খ	খ্
ग	ग्	গ	গ্
घ	घ्	ঘ	ঘ্
च	च्	চ	চ্
छ	छ्	ছ	ছ্
ज	ज्	জ	জ্
झ	झ्	ঝ	ঝ্
ट	ट्	ট	ট্
ठ	ठ्	ঠ	ঠ্
ड	ड्	ড	ড্
ढ	ढ्	ঢ	ঢ্
ण	ण्	ণ	ণ্

त	ट	ত	ৎ
थ	[illegible]	থ	থ্
द	द	দ	দ্
ध	[illegible]	ধ	ধ্
न	न्	ন	ন্
प	[illegible]	প	প্
फ	प	ফ	ফ্
ब	[illegible]	ব	ব্
भ	[illegible]	ভ	ভ্
म	[illegible]	ম	ম্
य	[illegible]	য়	্য
र	ॅ	র	র
ल	[illegible]	ল	ল্
व	[illegible]	ব	ব্
श	[illegible]	শ	শ্
ष	[illegible]	ষ	ষ্
स	[illegible]	স	স্
ह	ह	হ	হ্
क्ष	[illegible]	ক্ষ	ক্ষ্

बारहखड़ियाँ (Groupings) मात्रा युक्त वर्ण

हिन्दी और बांगला वर्णों के साथ मात्राएँ जुड़ने के बाद उनके परिवर्तित रूप को ठीक से देखें।

क	का	कि	की	कु	कू	कृ	के	कै	को	कौ	कं	कः
ক	কা	কি	কী	কু	কূ	কৃ	কে	কৈ	কো	কৌ	কং	কঃ
ख	खा	खि	खी	खु	खू	खृ	खे	खै	खो	खौ	खं	खः
খ	খা	খি	খী	খু	খূ	খৃ	খে	খৈ	খো	খৌ	খং	খঃ
ग	गा	गि	गी	गु	गू	गृ	गे	गै	गो	गौ	गं	गः
গ	গা	গি	গী	গু	গূ	গৃ	গে	গৈ	গো	গৌ	গং	গঃ
घ	घा	घि	घी	घु	घू	घृ	घे	घै	घो	घौ	घं	घः
ঘ	ঘা	ঘি	ঘী	ঘু	ঘূ	ঘৃ	ঘে	ঘৈ	ঘো	ঘৌ	ঘং	ঘঃ
च	चा	चि	ची	चु	चू	चृ	चे	चै	चो	चौ	चं	चः
চ	চা	চি	চী	চু	চূ	চৃ	চে	চৈ	চো	চৌ	চং	চঃ
छ	छा	छि	छी	छु	छू	छृ	छे	छै	छो	छौ	छं	छः
ছ	ছা	ছি	ছী	ছু	ছূ	ছৃ	ছে	ছৈ	ছো	ছৌ	ছং	ছঃ
ज	जा	जि	जी	जु	जू	जृ	जे	जै	जो	जौ	जं	जः
জ	জা	জি	জী	জু	জূ	জৃ	জে	জৈ	জো	জৌ	জং	জঃ
झ	झा	झि	झी	झु	झू	झृ	झे	झै	झो	झौ	झं	झः
ঝ	ঝা	ঝি	ঝী	ঝু	ঝূ	ঝৃ	ঝে	ঝৈ	ঝো	ঝৌ	ঝং	ঝঃ
ट	टा	टि	टी	टु	टू	टृ	टे	टै	टो	टौ	टं	टः
ট	টা	টি	টী	টু	টূ	টৃ	টে	টৈ	টো	টৌ	টং	টঃ
ठ	ठा	ठि	ठी	ठु	ठू	ठृ	ठे	ठै	ठो	ठौ	ठं	ठः
ঠ	ঠা	ঠি	ঠী	ঠু	ঠূ	ঠৃ	ঠে	ঠৈ	ঠো	ঠৌ	ঠং	ঠঃ
ड	डा	डि	डी	डु	डू	डृ	डे	डै	डो	डौ	डं	डः
ড	ডা	ডি	ডী	ডু	ডূ	ডৃ	ডে	ডৈ	ডো	ডৌ	ডং	ডঃ

ढ ढा ढि ढी ढु ढू ढृ ढे ढै ढो ढौ ढं ढः

ঢ ঢা ঢি ঢী ঢু ঢূ ঢৃ ঢে ঢৈ ঢো ঢৌ ঢং ঢঃ

त ता ति ती तु तू तृ ते तै तो तौ तं तः

ত তা তি তী তু তূ তৃ তে তৈ তো তৌ তং তঃ

थ था थि थी थु थू थृ थे थै थो थौ थं थः

থ থা থি থী থু থূ থৃ থে থৈ থো থৌ থং থঃ

द दा दि दी दु दू दृ दे दै दो दौ दं दः

দ দা দি দী দু দূ দৃ দে দৈ দো দৌ দং দঃ

ध धा धि धी धु धू धृ धे धै धो धौ धं धः

ধ ধা ধি ধী ধু ধূ ধৃ ধে ধৈ ধো ধৌ ধং ধঃ

न ना नि नी नु नू नृ ने नै नो नौ नं नः

ন না নি নী নু নূ নৃ নে নৈ নো নৌ নং নঃ

प पा पि पी पु पू पृ पे पै पो पौ पं पः

প পা পি পী পু পূ পৃ পে পৈ পো পৌ পং পঃ

फ फा फि फी फु फू फृ फे फै फो फौ फं फः

ফ ফা ফি ফী ফু ফূ ফৃ ফে ফৈ ফৌ ফৌ ফং ফঃ

ब बा बि बी बु बू बृ बे बै बो बौ बं बः

ব বা বি বী বু বূ বৃ বে বৈ বো বৌ বং বঃ

भ भा भि भी भु भू भृ भे भै भो भौ भं भः

ভ ভা ভি ভী ভু ভূ ভৃ ভে ভৈ ভো ভৌ ভং ভঃ

म मा मि मी मु मू मृ मे मै मो मौ मं मः

ম মা মি মী মু মূ মৃ মে মৈ মো মো মং মঃ

य या यि यी यु यू यृ ये यै यो यौ यं यः

য় য়া য়ি য়ী য়ু য়ূ য়ৃ য়ে য়ৈ য়ো য়ৌ য়ং য়ঃ

र रा रि री रु रू रृ रे रै रो रौ रं रः

র রা রি রী রু রূ রৃ রে রৈ রো রৌ রং বঃ

ल ला लि ली लु लू लृ ले लै लो लौ लं लः

ল লা লি লী লু লূ লৃ লে লৈ লো লৌ লং লঃ

व	वा	वि	वी	वु	वू	वृ	वे	वै	वो	वौ	वं	वः
ব	বা	বি	বী	বু	বূ	বৃ	বে	বৈ	বো	বৌ	বং	বঃ
श	**शा**	**शि**	**शी**	**शु**	**शू**	**शृ**	**शे**	**शै**	**शो**	**शौ**	**शं**	**शः**
শ	শা	শি	শী	শু	শূ	শৃ	শে	শৈ	শো	শৌ	শং	শঃ
ष	**षा**	**षि**	**षी**	**षु**	**षू**	**षृ**	**षे**	**षै**	**षो**	**षौ**	**षं**	**षः**
ষ	ষা	ষি	ষী	ষু	ষূ	ষৃ	ষে	ষৈ	ষো	ষৌ	ষং	ষঃ
स	**सा**	**सि**	**सी**	**सु**	**सू**	**सृ**	**से**	**सै**	**सो**	**सौ**	**सं**	**सः**
স	সা	সি	সী	সু	সূ	সৃ	সে	সৈ	সো	সৌ	সং	সঃক্ষ্ম
ह	**हा**	**हि**	**ही**	**हु**	**हू**	**हृ**	**हे**	**है**	**हो**	**हौ**	**हं**	**हः**
হ	হা	হি	হী	হু	হূ	হৃ	হে	হৈ	হো	হৌ	হং	হঃ

3

दित्व वर्ण (Double Letters) দ্বিরুক্ত বা দ্বিত্ব বর্ণ

एक वर्ण के नीचे उसी वर्ण का चिह्न आए तो उसे दित्व वर्ण कहते हैं।

क्क	ग्ग	च्च	ज्ज	ट्ट	त्त	न्न	प्प	ल्ल	य्य
ক্ক	গ্গ	চ্চ	জ্জ	ট্ট	ত্ত	ন্ন	প্প	ল্ল	য্য

उदा:	पक्का	পাক্কা	चक्का	চাক্কা
	बच्चा	বাচ্চা	कच्चा	কচ্চা
	सुग्गा	সুগ্গা (টিয়া)	कद्दू	কদ্দূ (লাউ)
	प्रसन्न	প্রসন্ন	उज्ज्वल	উজ্জ্বল
	विद्या	বিদ্যা	उल्लू	উল্লু (পেচা)

संयुक्ताक्षर (Compound Letters) যুক্তাক্ষর

एक वर्ण के नीचे दूसरे वर्ण का चिह्न आए तो उसे संयुक्ताक्षर कहते हैं।

क्व	क्त	त्स	ण्म	प्र	न्य	क्ल	ह्य	व्य	द्व
ক্ব	ক্ত	ৎস	ণ্ম	প্র	ন্য	ক্ল	হ্য	ব্য	দ্ব

উদাঃ	ताम्र	....	তাম্র	ताम्र
	पुत्र	....	পুত্র	पुत्र
	कन्या	....	কন্যা	कन्या
	व्यापार	....	ব্যাপার	व्यापार

अच्छा	....	আচ্ছা	अच्छा
ग्यारह	....	এগারো	ग्यारह
अष्ट	....	অষ্ট	अष्ट
उल्लू	....	উল্লু (পেঁচা)	उल्लू
ज्वर	....	জ্বর	ज्वर
द्वार	....	দ্বার	द्वार
व्यवस्था	....	ব্যবস্থা	व्यवस्था
न्याय	....	ন্যায়	न्याय
कर्ण	....	কর্ণ	कर्ण
ध्यान	....	ধ্যান	ध्यान
प्रार्थना	....	প্রার্থনা	प्रार्थना
सुवर्ण	....	সুবর্ণ	सुवर्ण

हिन्दी की तरह बांगला में भी दो प्रकार के वर्ण हैं, पाई वाले वर्ण और बिना पाई के वर्ण।

पाई वाले वर्ण

क	ख	ग	घ	च	ज
ক	খ	গ	ঘ	চ	জ
झ	ञ	थ	ध	ढ	
ঝ	ঞ	থ	ধ	ঢ	
न	प	ब	भ	म	
ন	প	ব	ভ	ম	

य	ल	व	श	ष	स
য়	ল	ব	শ	ষ	স

बिना पाई के वर्ण দাড়ি রহিত বর্ণ -

क	छ	इ	म	ह	र	ज	ह	भ
ক	ছ	ট	ঠ	ড	ঢ	দ	র	হ

पाई वाले वर्ण के साथ दूसरा वर्ण जुड़ने पर उसकी पाई लुप्त हो जाती है।

उदाः **श्यामल** .... শ্যামল **यामल**

विद्या .... বিদ্যা **विद्या**

चुस्त .... চোস্ত **चोस्त**

सख्त .... সক্ত **सख्त**

स्वस्थ .... স্বস্থ **स्वस्थ**

बिस्तर .... বিছানা **बिछाना**

बिना पाई वाले वर्ण के साथ दूसरा वर्ण जुड़ने पर उसका रूप बदल जाता है।

उदाः **वंचित** .... বঞ্চিত **वंचित**

टिड्डी .... টিড্ডী **टिड्डी**

उड्डयन .... উড্ডয়ন **उड्डयन**

ठण्डा .... ঠাণ্ডা **ठण्डा**

बांगला शब्दों का उच्चारण

(Pronounciation of Bengali Words)

বাংলা শব্দের উচ্চারণ

उदाः	दस দশ	घर ঘর	कलम কলম
	पुस्तक পুস্তক	हाथ হাত	माथा মাথা

उच्चारण के अनुसार वर्णों का वर्गीकरण

(Classification of Letters according to the Pronounciation)

উচ্চারণ অনুযায়ী বর্ণগুলির শ্রেনীবিভাজন

वांगला में उच्चारण के अनुसार वर्णों को दो भागों में विभाजित किया गया है।

1) ह्रस्व स्वर 2) दीर्घ स्वर

হ্রস্ব ह्रस्व	অ अ	ই इ	উ उ	ঋ ऋ	৯* लृ*	এ ए	ও ओ
দীর্ঘ दीर्घ	আ आ	ঈ ई	ঊ ऊ	- -	- -	ঐ ऐ	ঔ औ

अब हिन्दी और बांगला दोनों में * से चिह्नित वर्णों का प्रयोग नहीं किया जाता है।

व्यंजन उच्चारण सूची—ব্যঞ্জন উচ্চারণ সূচী

उच्चारण स्थान	कण्ठ কণ্ঠ	तालू তালু	मूर्धा মুর্ধা	दन्त দন্ত	ओठ ওষ্ঠ	नासिका নাসিকা
वर्ण	क	च	ट	त	प	
বর্ণ	ক	চ	ট	ত	প	
वर्ण	ख	छ	ठ	थ	फ	ङ
বর্ণ	খ	ছ	ঠ	থ	ফ	ঙ
वर्ण	ग	ज	ड	द	ब	
বর্ণ	গ	জ	ড	দ	ব	
वर्ण	घ	झ	ढ	ध	भ	ञ
বর্ণ	ঘ	ঝ	ঢ	ধ	ভ	ঞ
वर्ण			ण	न	म	
বর্ণ			ণ	ন	ম	
वर्ण	य	र	ल			
বর্ণ	য	র	ল			
वर्ण	व	ष				
বর্ণ	ব	ষ				
वर्ण	ह	श				
বর্ণ	হ	শ				

नियम 2–चार अक्षर के शब्दों में दूसरे और चौथे अक्षर का उच्चारण आधा किया जाता है।

उदा: चुपकर — চুপকর — चुपकर

रसमन — রসমন — रसमन

नियम 3–पाँच अक्षर के शब्दों में तीसरे और पाँचवें अक्षर का उच्चारण आधा किया जाता है।

उदा: उमरभर — উমরভর — उमरभर

पीतांबर — পীতাম্বর — पीतांबर

नियम 4– तीन अक्षर के शब्दों में अगर तीसरा अक्षर दीर्घ हो तो दूसरे अक्षर का उच्चारण आधा किया जाता है।

उदा:	**खतरा**	খাতরা (বিপদ)	**खतरा (विपद)**
	खुशबू	খুশবু (সুগন্ধ)	**खुशबू(सुगंध)**

नियम 2– तीन अक्षर के शब्दों में अगर पहला और तीसरा अक्षर संयुक्त हो तो दूसरे अक्षर का उच्चारण पूरा किया जाता है।

उदा:	**स्वयंसेवी**	স্বয়ংসেবক (স্বেচ্ছাসেবী)	**स्वयंसेवी (स्वेच्छासेवक)**
	चित्रकार	চিত্রকার (চিত্রকর)	**चित्रकार चित्रकर**

नियम 6: अरबी, फारसी और उर्दु शब्दों को हिन्दी में लिखते समय अक्षरों के नीचे बिन्दी लगाई जाती है और उच्चारण मात्रा के अनुसार करना होता है।

उदा:	**फकीर**	ফকীর	**फकीर**
	फूल	ফুল	**फूल**
	वालिदैन	বালিদৈন	**वालिदैन**
	म़शहल	মশহল	**मशहल**

हिन्दी उच्चारण में अनुस्वार को याद रखने के नियम–इसके दो भाग हैं।

उदा:	**मैं**	আমি	**आमी**
	अंत	অন্ত	**अंत**
	आँख	চোখ	**चोख**
	हूँ	হুঁ	**हूँ**

भाषा भाग (Parts of Speech) পদের শ্রেণীবিভাগ

যে কোন ভাষা শিখতে হলে আগে তার ব্যাকরণ শিখতে হয়। হিন্দী ব্যাকরণে পদগুলি কে আট ভাগে ভাগ করা হয়েছে।

1.	संज्ञा	(Noun)	বিশেষ্য	विशेष्य
2.	सर्वनाम	(Pronoun)	সর্বনাম	सर्वनाम
3.	विशेषण	(Adjective)	বিশেষণ	विशेषण
4.	क्रिया	(Verb)	ক্রিয়া	क्रिया
5.	क्रिया विशेषण	(Adverb)	ক্রিয়া বিশেষণ	क्रिया विशेषण
6.	संबंध बोधक	(Preposition)	পদান্বয়ী অব্যয়	पदान्वयी अव्यय
7.	समुच्चय बोधक	(conjunction)	বাক্যান্বয়ী অব্যয়	वाक्यान्वयी अव्यय
8.	विस्मयादि बोधक	(Interjection)	অনন্বয়ী অব্যয়	अन्वयी अव्यय

संज्ञा (Noun) বিশেষ্য

संज्ञाः जो शब्द किसी व्यक्ति, वस्तु, स्थान, देश, पहाड़ आदि के नाम का बोध कराते हैं उन्हें संज्ञा कहा जाता है।

বিশেষ্য ঃ যে পদ দ্বারা কোন কিছুর নাম বোঝায়, তাকে বিশেষ্য পদ বলে। —

उदाः आम　আম　आम　　खेत　খেত　खेत　　जगत　জগত　जगत

माता　মা　मा　　पिता　বাবা　बाबा　　सूरज　সূর্য　सूर्य

बांगला में विशेष्य पदों को तीन भागों में विभाजित किया जाता है:

1. व्यक्ति वाचक संज्ञा (ব্যক্তিবাচক বিশেষ্য)—किसी विशेष व्यक्ति, स्थान, पहाड़, ग्रंथ इत्यादि के नाम का बोध कराता है।

उदाः श्याम শ্যাম , राम রাম, गंगा গঙ্গা , हिमालय হিমালয়

2. जाति वाचक संज्ञा (জাতিবাচক বিশেষ্য): जिस संज्ञा शब्द द्वारा पूरी जाति का बोध होता है।

उदाः लड़का ছেলে (छेले)　　नदी নদী (नदी)　　पहाड़ পাহাড় (पहाड़)

जाति वाचक संज्ञा को दो भागों में बांटा जाता है। **1)समूहवाचक** संज्ञा (সমূহ বাচক বিশেষ্য):

उदाः दल দল (दल) सेना সেনা (सेना)

3) द्रव्यवाचक संज्ञा (দ্রব্য বাচক বিশেষ্য):

उदाः दही দই दई घी ঘি घी जल জল जल

4). भाववाचक संज्ञा (ভাব বাচক বিশেষ্য) : जिस संज्ञा शब्द द्वारा किसी गुण, अवस्था या भाव का बोध हो–

उदाः साधुता সাধুতা सुख (सुख) सौन्दर्य সৌন্দর্য

नीचे दिए गए नाम वाचक संज्ञा शब्दों को पढ़ें–

1.	**राजा**	রাজা	**राजा**
2.	**महिला**	মহিলা	**महिला**
3.	**सेब**	সেব	**सेब**
4.	**आम**	আম	**आम**
5.	**गुड़िया**	গুড়িয়া	**गुड़िया**
6.	**गुलाब**	গোলাপ	**गोलाप**
7.	**सूर्य**	সূর্য	**सूर्य (सूरज)**
8.	**गौरेया**	চড়াই	**चड़ाई**
9.	**चाकू**	ছুরি	**छुरी**
10.	**घोड़ा**	ঘোড়া	**घोड़ा**
11.	**लोटा**	ঘটি	**घटि**
12.	**अंगूठी**	আংটি	**आंग्ठी**
13.	**अंडा**	ডিম	**डिम**
14.	**पतंग**	পতঙ্গ	**पतंग**
15.	**आकाश**	আকাশ	**आकाश**
16.	**बैल**	বলদ	**बलद**
17.	**नौका**	নৌকা	**नौका**
18.	**अंगूर**	আঙুর	**आंगुर**
19.	**नदी**	নদী	**नदी**
20.	**सागर**	সমুদ্র	**समुद्र**

21.	शिक्षक	শিক্ষক	शिक्षक
22.	खेत	খেত	खेत
23.	जगत	জগত	जगत
24.	माँ	মা	मा

लिंग (Gender) লিঙ্গ

शब्द के जिस रूप से उसके स्त्री या पुरुष होने का पता चलता है उसे लिंग कहते हैं।

1. पुंलिंग (পুংলিঙ্গ) (Masculine Gender) : जो शब्द पुरुष जाति का बोध कराता है।

उदाः महीने, दिन, पहाड़, वृक्षों के नाम–

बैशाख বৈশাখ **सोमवार** সোমবার

पहाड़ পাহাড় **वटवृक्ष** বটবৃক্ষ

अकारान्त और आकारान्त शब्द पुंलिंग होते हैं।

उदाः **पुरुष** পুরুষ

पिता বাবা (বাবা)

दादा দাদা

काका কাকা

2. स्त्रीलिंग (স্ত্রী লিঙ্গ) (Feminine Gender) : जो शब्द स्त्री जाति का बोध कराता है।

उदाः नदी নদী

माँ মা

महिला মহিলা

भाषा ভাষা

तेलुगु তেলুগু

मराठी মারাঠী

तमिल তামিল

गोदावरी গোদাবরী

गंगा গঙ্গা

लिंग परिवर्तन (Change of Gender) লিঙ্গ পরিবর্তন

पुंलिंग वाचक शब्दों के अंत में विभिन्न प्रत्यय जोड़कर स्त्री लिंग शब्द बनाए जाते हैं।

उदा:	**धोबी**	ধোপা	**धोपा**	....	**धोबिन**	ধোবিন	**धोबिन**
	दुल्हा	বর	**वर**	....	**दुल्हन**	দুলহন	**दुल्हन**
	पड़ोसी	পড়সী	**पड़सी**	....	**पड़ोसन**	পড়োসন	**पड़ोसन**
	माली	মালী	**माली**	....	**मालिन**	মালিন	**मालिन**
	भिखारी	ভিখারী	**भिखारी**	....	**भिखारन**	ভিখারিন	**भिखारन**
	लोहार	লোহার	**लुहार**	....	**लुहारिन**	লুহারিন	**लुहारिन**
	ब्राह्मण	ব্রাহ্মণ	**ब्राह्मण**	....	**ब्राह्मणी**	ব্রাহ্মণী	**ब्राह्मणी**
	नर्तक	নর্তক	**नर्तक**	....	**नर्तकी**	নর্তকী	**नर्तकी**
	मानव	মানব	**मानव**	....	**मानवी**	মানবী	**मानवी**
	कनिष्ठ	কনিষ্ঠ	**कनिष्ठ**	....	**कनिष्ठा**	কনিষ্ঠা	**कनिष्ठा**
	मामा	মাতুল	**मातुल**	....	**मामी**	মাতুলানী	**मातुलानी**
	कुटिल	কুটিল	**कुटिल**	....	**कुटिला**	কুটিলা	**कुटिला**
	संन्यासी	সন্ন্যাসী	**संन्यासी**	....	**संन्यासिनी**	সন্ন্যাসিনী	**संन्यासिनी**
	विदेशी	বিদেশী	**विदेशी**	....	**विदेशिनी**	বিদেশিনী	**विदेशिनी**
	किशोर	কিশোর	**किशोर**	....	**किशोरी**	কিশোরী	**किशोरी**
	नट	নট	**नट**	....	**नटी**	নটী	**नटी**
	बाघ	বাঘ	**बाघ**	....	**बाघिन**	বাঘিনী	**बाघिनी**
	हाथी	হাথী	**हाथी**	....	**हथिनी**	হস্তিনী	**हस्तिनी**
	नाग	নাগ	**नाग**	....	**नागिन**	নাগিনী	**नागिनी**
	बिलाव	বিড়াল	**बिड़ाल**	....	**बिल्ली**	বিড়ালী	**बिड़ाली**
	मोर	ময়ূর	**मयूर**	....	**मोरनी**	ময়ূরী	**मयूरी**
	लेखक	লেখক	**लेखक**	....	**लेखिका**	লেখিকা	**लेखिका**

शिक्षक	শিক্ষক	शिक्षक	....	शिक्षिका	শিক্ষিকা	शिक्षिका
गायक	গায়ক	गायक	....	गायिका	গায়িকা	गायिका
पाठक	পাঠক	पाठक	....	पाठिका	পাঠিকা	पाठिका
प्रचारक	প্রচারক	प्रचारक	....	प्रचारिका	প্রচারিকা	प्रचारिका
साधक	সাধক	साधक	....	साधिका	সাধিকা	साधिका

अप्राणिवाचक वस्तुएं (Lifeless Articles) অপ্রাণি বাচক বস্তু

केवल पुंलिंग शब्द दिए गए हैं।

ग्रंथ	গ্রন্থ	ग्रंथ
शहर	শহর	शहर
केला	কলা	कला
फूल	ফুল	फूल
घर	বাড়ি	बाड़ि
कपड़ा	কাপড়	कापड़
आम	আম	आम
फल	ফল	फल
हाथ	হাত	हात
पहाड़	পাহাড়	पाहाड़

नीचे दिए गए शब्द स्त्रीलिंग हैं–

लता	লতা	लता
पुस्तक	বই	बई
गाड़ी	গাড়ী	गाड़ी
रोटी	রুটি	रुटि
बेकारी	বেকারী	बेकारी
घड़ी	ঘড়ী	घड़ी
कुर्सी	চেয়ার	चेयर
कलम	কলম	कलम
चीज	বস্তু	वस्तु

कुछ स्त्रीलिंग और पुंलिंग शब्दों को देखें

पुंलिंग		स्त्रीलिंग		पुंलिंग		स्त्रीलिंग	
छात्र	ছাত্র	छात्रा	ছাত্রী	पति	স্বামী	पत्नी	স্ত্রী
सेठ	শেঠ	सेठानी	শেঠানী	सर्प	সর্প	सर्पिणी	সর্পিণী
अभिनेता	নায়ক	अभिनेत्री	নাযিকা	विद्वान	বিদ্বান	विदुषी	বিদুষী
मित्र	বন্ধু	सहेली	বান্ধবী	चौधरी	চৌধুরী	चौधरानी	চৌধুরানী
प्रेमी	প্রেমিক	प्रेमिका	প্রেমিকা	दास	চাকর	दासी	চাকরানী
युवक	তরুণ	युवती	তরুণী	मुर्गा	মোরগ	मुर्गी	মুরগী
राजा	রাজা	रानी	রানী	अधिकारी	অধিকারী	अधिकारिणी	অধিকারিণী
शिष्य	শিষ্য	शिष्या	শিষ্যা	श्रीमान	শ্রীমান	श्रीमती	শ্রীমতী
हिरण	হরিণ	मादा हिरण	হরিণী	लड़का	ছেলে	लड़की	মেয়ে
ठाकुर	ঠাকুর	ठकुराइन	ঠাকুরানী	राजपूत	রাজপুত	राजपूतानी	রাজপুতানী
लेखक	লেখক	लेखिका	লেখিকা	पिता	বাবা	माता	মা
पुरुष	পুরুষ	स्त्री	মহিলা	दुल्हा	বর	दुल्हन	বউ
दादा	ঠাকুরদা	दादी	ঠাকুরমা	पुजारी	পুজারি	पुजारिन	পুজারিণী
मामा	মামা	मामी	মামী	युवराज	যুবরাজ	युवराज्ञी	যুবরানী
अध्यापक	অধ্যাপক	अध्यापिका	অধ্যাপিকা	बालक	বালক	बालिका	বালিকা
युवक	যুবক	युवती	যুবতী	भाई	ভাই	बहन	বোন
सम्राट	সম্রাট	साम्राज्ञी	সাম্রাজ্ঞী	विद्यार्थी	ছাত্র	विद्यार्थी	ছাত্রী
नौकर	চাকর	नौकरानी	চাকরানী	सेवक	সেবক	सेविका	সেবিকা
मोर	ময়ূর	मोरनी	ময়ূরী	कबूतर	কপোত	कबूतरी	কপোতী
पुत्र	পুত্র	पुत्री	কন্যা	प्रिय	প্রিয়	प्रिया	প্রিয়া
हाथी	হস্তী	हथिनी	হস্তিনী	बैल	বলদ	गाय	গরু
सिंह	সিংহ	सिंहनी	সিংহী	भेड़	ভেড়া	मादा भेड़	ভেড়ী
घोड़ा	ঘোটক	घोड़ी	ঘোটকী	विहंग	বিহঙ্গ	विहंगी	বিহঙ্গী
मृग	মৃগ	मृगी	মৃগী	पिशाच	পিশাচ	पिशाची	পিশাচী
सुअर	শূকর	मादा सुअर	শূকরী	व्याघ्र	ব্যাঘ্র	व्याघ्री	ব্যাঘ্রী

वचन (Number) বচন

शब्द के जिस रूप से संज्ञा और सर्वनाम पदों के एक या अनेक होने का बोध होता है उसे वचन कहते हैं। जैसे– किताब–किताबें, लड़का–लड़के आदि। हिन्दी और बांगला में दो वचन होते हैं।

1) एकवचन   2) बहुवचन

एकवचन : जिस वचन से एक का बोध होता है उसे एकवचन कहते हैं। जैसे– लड़का, बालक, किताब, कार्यालय इत्यादि।

बहुवचन : जिस वचन से एक से अधिक होने का बोध होता है उसे बहुवचन कहते हैं। जैसे– लड़के, पुस्तकें, हम इत्यादि। बांग्ला में एकवचन शब्दों के साथ रा या गुलि जोड़कर बहु वचन बनाया जाता है पर हिन्दी में वचन परिवर्तन करने के कई नियम हैं।

1. अकारान्त पुंलिंग शब्दों का रूप दोनों वचनों में एक समान रहता है।

उदा : पाठक (পাঠক)   घर (ঘর)   पेड़ (পেড়)

2. कुछ अकारान्त पुंलिंग शब्द बहुवचन में एकारान्त हो जाते हैं।

उदा : घोड़ा (ঘোড়া) - घोड़े (ঘোড়ে)
लड़का (লড়কা) - लड़के (লড়কে)

3. इकारान्त स्त्रीलिंग शब्दों को बहुवचन बनाने के लिए उनमें याँ जोड़ा जाता है।

उदा : लड़की (লড়কী) - लड़कियाँ (লড়কিয়াঁ)

4. आकारान्त स्त्रीलिंग शब्दों को बहुवचन बनाने के लिए उनमें एँ जोड़ा जाता है।

उदा : माता (মাতা) - माताएँ (মাতাএঁ)

5. अकारान्त स्त्रीलिंग शब्दों को बहुवचन बनाने के लिए उनमें एँ जोड़ा जाता है।

उदा : पुस्तक পুস্তক पुस्तक - पुस्तकें পুস্তকেঁ पुस्तकें
मेज টেবিল टेबिल - मेजें টেবিলগুলি टेबिलगुलि
लता লতা लता - लतायें লতাগুলি लतागुलि
कली কুড়ি कुड़ि - कलियाँ (কুড়িগুলি) कुड़िगुलि

एकवचन	একবচন	-	बहुवचन	বহুবচন	एकवचन	একবচন	-	बहुवचन	বহুবচন
धारा	ধারা	-	धाराएँ	ধারায়েঁ	छात्रा	ছাত্রা	-	छात्राएँ	ছাত্রায়েঁ
सरिता	সরিতা	-	सरिताएँ	সরিতায়েঁ	नदी	নদী	-	नदियाँ	নদিয়াঁ
घोड़ा	ঘোড়া	-	घोड़े	ঘোড়ে	कुर्सी	কুর্সি	-	कुर्सियाँ	কুর্সিয়াঁ
घड़ी	ঘড়ি	-	घड़ियाँ	ঘড়িয়াঁ	आँख	আঁখ	-	आँखें	আঁখে
देवी	দেবী	-	देवियाँ	দেবিয়াঁ	युवरानी	যুবরানী	-	युवरानियाँ	যুবরানিয়াঁ
खिलौना	খিলৌনা	-	खिलौने	খিলৌনে	अलमारी	অলমারী	-	अलमारियाँ	অলমারিয়াঁ
घंटा	ঘণ্টা	-	घंटे	ঘণ্টে	दरवाजा	দরবাজা	-	दरवाजे	দরবাজে
स्त्री	স্ত্রী	-	स्त्रियाँ	স্ত্রিয়াঁ	बच्चा	বচ্চা	-	बच्चे	বচ্চে
मेज	মেজ	-	मेजें	মেজেঁ	पहाड़ी	পহাড়ী	-	पहाड़ियाँ	পহাড়িয়াঁ
लता	লতা	-	लताएँ	লতায়েঁ	तारा	তারা	-	तारे	তারে
सफलता	সফলতা	-	सफलताएँ	সফলতায়েঁ	बुढ़िया	বুড়িয়া	-	बुढ़ियाँ	বুড়িয়াঁ
उंगली	উঙলী	-	उंगलियाँ	উঙলিয়াঁ	केला	কেলা	-	केले	কেলে
आइना	আইনা	-	आइने	আইনে	पोता	পোতা	-	पोते	পোতে
धंधा	ধান্ধা	-	धंधे	ধন্ধে	शताब्दी	শতাব্দী	-	शताब्दियाँ	শতাব্দিয়াঁ
किरण	কিরণ	-	किरणें	কিরণেঁ	युक्ति	যুক্তি	-	युक्तियाँ	যুক্তিয়াঁ
कुमारी	কুমারী	-	कुमारियाँ	কুমারিয়াঁ	दवा	দবা	-	दवाएँ	দবাএঁ
मुहर	মুহর	-	मुहरें	মুহরেঁ	आशा	আশা	-	आशाएँ	আশায়েঁ
वस्तु	বস্তু	-	वस्तुएँ	বস্তুয়েঁ	कलम	কলম	-	कलमें	কলমেঁ
कविता	কবিতা	-	कविताएँ	কবিতায়েঁ	बेटा	বেটা	-	बेटे	বেটে
चिड़िया	চিড়িয়া	-	चिड़ियाँ	চিড়িয়াঁ	लड़का	লড়কা	-	लड़के	লড়কে
कली	কলী	-	कलियाँ	কলিয়াঁ	तोता	তোতা	-	तोते	তোতে
कपड़ा	কপড়া	-	कपड़े	কপড়ে	संस्था	সংস্থা	-	संस्थाएं	সংস্থায়েঁ

तारा	তারা	-	**तारे**	তারে	**वस्तु**	বস্তু	-	**वस्तुएँ**	বস্তুয়েঁ
लहर	লহর	-	**लहरें**	লহরেঁ	**सास**	সাস	-	**सासें**	সাসেঁ
पत्नी	পত্নী	-	**पत्नियाँ**	পত্নিয়া	**गाड़ी**	গাড়ি	-	**गाड़ियाँ**	গাড়িয়াঁ
बात	বাত	-	**बातें**	বাতেঁ	**रात**	রাত	-	**रातें**	রাতেঁ
जीभ	জিভ	-	**जीभें**	জিভেঁ	**पुस्तक**	পুস্তক	-	**पुस्तकें**	পুস্তকেঁ
नाव	নাব	-	**नावें**	নাবেঁ	**पत्ता**	পত্তা	-	**पत्ते**	পত্তে
गाय	গায়	-	**गायें**	গায়েঁ	**पंडित**	পণ্ডিত	-	**पंडित**	পণ্ডিত
घटा	ঘটা	-	**घटायें**	ঘটায়েঁ	**पाठशाला**	পাঠশালা	-	**पाठशालाएँ**	পাঠশালায়েঁ
ऋतु	ঋতু	-	**ऋतुएँ**	ঋতুয়েঁ	**अंगूठी**	অংগুঠিয়া	-	**अंगूठियाँ**	অংগুঠিয়াঁ
नौकरानी	নৌকরানী	-	**नौकरानियाँ**	নৌকরানিয়াঁ	**दीवार**	দীবার	-	**दीवारें**	দীবারেঁ
उपाधि	উপাধি	-	**उपाधियाँ**	উপাধিয়াঁ	**साँस**	সাঁস	-	**साँसें**	সাঁসে
नारी	নারী	-	**नारियाँ**	নারিয়াঁ	**बेटी**	বেটী	-	बेटियाँ	বেটিয়াঁ

बहुवचन में न बदलनेवाले शब्द

বহুবচনে অপরিবর্তিত শব্দ

नारियल	নারিয়ল	**विद्वान**	বিদ্বান	**पिता**	পিতা	**घर**	ঘর
भाई	ভাই	**मंदिर**	মন্দির	**ससुर**	সসুর	**वृक्ष**	বৃক্ষ
हृदय	হৃদয়	**कमल**	কমল	**नर**	নর	**मोती**	মোতী
नगर	নগর	**मामा**	মামা	**मगर**	মগর	**काका**	কাকা
जंगल	জঙ্গল	**महात्मा**	মহাত্মা	**पंडित**	পণ্ডিত	**हाथ**	হাথ
आम	আম	**नंदन**	নন্দন	**सम्राट**	সম্রাট	**साँप**	সাপ
दही	দহী	**फूल**	ফুল	**पैर**	পয়ের	**नेत्र**	নেত্র
वचन	বচন	**समुद्र**	সমুদ্র	**केस**	কেশ	**पहाड़**	পাহাড়
कान	কান	**काम**	কাম	**दाँत**	দাঁত	**धन**	ধন
पर्वत	পর্বত	**देव**	দেব	**पानी**	পানী	**नाम**	নাম
नक्षत्र	নক্ষত্র	**मनुष्य**	মনুষ্য	**घी**	ঘি	**राजा**	রাজা
काका	কাকা	**दादा**	দাদা	**कवि**	কবি	**हाथी**	হাতি

कारक (Case Endings) কারক

वाक्य के क्रिया से संज्ञा और सर्वनाम पद के संबंध को बांगला में कारक कहते हैं।

1. कर्ता कारक **Nominative Case** কর্তৃকারক – कर्ता कारक को बांगला में कर्तृ कारक कहते हैं। কর্তৃ (प्रथम विभक्ति)

2. कर्म कारक **Objective Case** কর্ম কারক– बांगला में कर्म कारक का चिह्न के (কে) होता है (द्वितीय विभक्ति) দ্বিতীয়া বিভক্তি -

3. करण कारक **Instrumental Case** করণ কারক – बांगला में करण कारक के लिए ए, य, ते (এ,য়,তে) का प्रयोग किया जाता है। (तृतीय विभक्ति) তৃতীয়া বিভক্তি -

4. संप्रदान कारक **Dative Case** নিমিত্ত কারক– बांगला में सम्प्रदान कारक के लिए र, एर, ए, के, ते (র, এর, এ, তে) का प्रयोग किया जाता है। (चतुर्थ विभक्ति) চতুর্থ বিভক্তি -

5. अपादान कारक **Ablative Case** অপাদান কারক –बांग्ला में आपादान कारक के लिए र, एर, ए, ते, थेके (র, এর, এ, তে, ছে, কে) का प्रयोग किया जाता है। (पंचम विभक्ति) পঞ্চমা বিভক্তি -

6. संबंध कारक **Possesive Case** সম্বন্ধ কারক– संबंध कारक के चिह्न हैं का, के, की ला, ले, ली,(কা, কে, কী) (षष्ठ विभक्ति) ষষ্ঠ বিভক্তি -

7. अधिकरण कारक **Locative Case** অধিকরণ কারক– बांगला में सम्प्रदान कारक के लिए र, एर, ए, ते (র, এর, এ, তে) का प्रयोग किया जाता है। (सप्तम विभक्ति) সপ্তম বিভক্তি -

8. संबोधन कारक **Vocative Case** সম্বোধন কারক–संबोधन कारक के चिह्न हैं हे!, अरे! (হে!, অরে!) (अष्टम विभक्ति) অষ্টম বিভক্তি -

1. कर्तृ कारक **(Nominative Case)** কর্তৃ কারক প্রথমা বিভক্তি: वाक्य के कर्ता के बारे में बताती है।

उदा : गौरी ने आम खाये हैं।

গৌরী আম খেয়েছে।

गौरी आम खेयेछे।

2. কর্ম কারক (দ্বিতীয়া বিভক্তি) कर्म कारक **(Objective Case)** বাক্যের কর্ত্তার কাজকে বোঝায়।

उदा: सेठ ने नौकर को बुलाया है।

সেঠ চাকরকে ডেকেছেন।

सेठ चाकर के डेकेछेन।

3. করণ কারক(তৃতীয়া বিভক্তি) **करण कारक (Instrumental Case)** কাজের সাধন কে বোঝায়।

उदा: राम ने रावण को वाण से मारा।

রাম রাবণ কে বাণ দিয়ে মারলেন।

राम रावण के वाण दिये मेरेछेन।

4. নিমিত্ত কারক(চতুর্থ বিভক্তি) **सम्प्रदान कारक (Dative Case)** कार्य के उद्देश्य के बारे में बताता है।

उदा: हम स्वास्थ्य के लिए योग करते हैं।

আমি আরোগ্যর জন্য যোগাভ্যাস করি।

आमि स्वास्थ्येर जन्यो योगाभ्यास करि।

5. আপাদান কারক (পঞ্চমা বিভক্তি) **अपादान कारक (Ablative Case)** अलग या विछिन्न होने के बारे में बताता है

उदा : पेड़ से फल टपक रहे हैं।

গাছ থেকে ফল পড়ছে

गाछ थेके फल पढ़छे।

6. সম্বন্ধ কারক(ষষ্ঠী বিভক্তি) **संबंध कारक (Possesive Case)** वस्तु या व्यक्ति के परस्पर संबंध के बारे में बताता है।

उदा : यह मेरी बहन की किताब है।

এটি আমার বোনের বই।

एटि आमार बोनेर बई।

7. অধিকরণ কারক(সপ্তম বিভক্তি) **अधिकरण कारक (Locative Case)** आधार या आश्रय के बारे में बताता है। আধার বা আশয় বোঝায়।

उदा : किताब मेज पर रखी है।

বইটি টেবিলে রাখা আছে।

बईटि टेबिले राखा आछे।

8. সম্বোধন কারক **सम्बोधन कारक (Vocative Case)** কাউকে ডাকা বা সম্বোধন করার ভাব বোঝায়।

उदा : हे ईश्वर! दया करो।

হে ঈশ্বর! দয়া কর।

हे ईश्वर! दया कर।

कारक का प्रयोग नियम के अनुसार करना होता है, बांग्ला में कारक संज्ञा या सर्वनाम के बाद आता है।

उदा : माताजी की किताब में

মায়ের বইতে

मायेर बईते।

वचन एवं लिंग के अनुसार कारक का रूप परिवर्तित होता है।

नियमः **पुंलिंग एक वचन (का)** পুংলিঙ্গ এক বচন का

पुंलिंग बहु वचन (के) পুংলিঙ্গ বহু বচন কে

स्त्रीलिंग एक वचन (की) স্ত্রীলিঙ্গ এক বচন की

स्त्रीलिंग बहु वचन (की) স্ত্রীলিঙ্গ বহু বচন की

2. सर्वनाम : (Pronoun) সর্বনাম – **जिस शब्द का प्रयोग संज्ञा के स्थान पर किया जाता है उसे सर्वनाम कहते हैं।**

उदा : मैं, हम, तुम, तुम लोग, वह, वे, आप

আমি, আমরা, তুমি, তোমরা, সে, তারা, আপনি

आमि, आमरा, तुमि, तोमरा, से, तारा, आपनि।

उदाः **मैं खाना खाता हूँ।** আমি খাবার খাচ্ছি। **आमि खाबार खाच्छि।**

तुम कहाँ हो? তুমি কোথায়? **तुमि कोथाय?**

आप कब आएँगे? আপনি কখন আসবেন? **आपनि कखन आसबेन?**

सर्वनाम विमाजन Division of Pronoun সর্বনাম পদের বিভাজন

सर्वनाम को छः भागों में बाँटा गया है।

1. पुरुषवाचक सर्वनाम (Personal Pronoun) পুরুষ বাচক সর্বনাম : वक्ता, श्रोता या जिसके बारे में बात की जा रही है उसके संबंध में बताता है।

उदाः	मैं	আমি	आमि
	हम	আমরা	आमरा
	तुम	তুমি	तुमि
	तू	তুই	तुई
	आप	আপনি	आपनि
	वह	সে	से
	ये	ইনি	इनि
	वे	উনি	उनि

2. निजवाचक सर्वनाम **(ReflexivePronoun)** আত্মবাচক সর্বনামঃ

उदाः	अपने आप	নিজে-নিজে	निजे–निजे
	स्वयं	স্বয়ং	स्वयं
	खुद	খুদ	खुद

3. निश्चय वाचक सर्वनाम **(Demonstrative Pronoun)** নিশ্চয়বাচক সর্বনাম :

उदाः	यह	वह	ये	वे
	এ	সে	ইনি	উনি
	ए	से	इनि	उनि

4. অনিশ্চয়বাচক সর্বনাম **(Indefinite Pronoun)** अनिश्चय वाचक सर्वनामः

उदा :	कोई	কেউ	केउ
	कुछ	কিছু	किछु

5. सम्बन्धवाचक सर्वनाम **(Relative Pronoun)** সম্বন্ধবাচক সর্বনামঃ

उदाः	जो	যে	जे
	सो	সে	से
	जिसे	যাকে	जाके
	उसे	তাকে	ताके

बांगला में एक हा बाक्य में जे और से (যে আর সে) **का प्रयोग किया जाता है।**

जो ठीक से पढ़ता है वह पास होता है।

যে ভাল করে পড়ে সে পাস করে।

जे भालो करे पड़े से पास करे।

जो देश के लिए तकलीफ सहन करता है वह महापुरुष होता है।

যে দেশের জন্য কষ্ট করে সে মহাপুরুষ।

जे देशेर जन्य कष्ट करे से महापुरुष।

विभक्ति प्रत्यय (বিভক্তি প্রত্যয়) : की वजह से जे (যে) **का रूप परिवर्तित होता है।**

उदा :	**एक वचन**		**बहुवचन**	
উদাঃ	একবচন		বহুবচন	
	जे	যে	जाके	যাকে
	जार	যার	जादेर	যাদের

जो, जिसने, जिसको, जिन्होंने, जिससे, जिनसे, जिनपर

যে, যে, যাকে, যারা, যার দ্বারা, যার দ্বারা, যাদের উপর,

हम जिस देश में रहते हैं, उस देश में गंगा बहती है।

আমরা যে দেশে থাকি সে দেশে গঙ্গা প্রবাহিত হয়।

आमरा जे देशे थाकि, से देशे गंगा प्रवाहित हय।

जिस दफ्तर में आप काम करते हैं, वह कहाँ है?

আপনি যে আপিসে কাজ করেন সেটি কোথায়?

आपनि जे आफिसे काज करेन सेटि कोथाय?

6. प्रश्नवाचक सर्वनाम (Interrogative Pronoun) প্রশ্ন বাচক সর্বনাম

उदाः	कौन	কে	के
	कब	কবে	कबे
	कहाँ	কোথায়	कोथाय
	क्यों	কেন	केन

कौनसा (which) কোনটি

उदा : यह कौन सा नम्बर है?
এটি কোন নম্বর?
एटि कोन नम्बर?

यह कौन सी गाड़ी है?
এটি কোন গাড়ি?
एटि कोन गाड़ी?

इन्होंने (This Person) ইনি/এঁরা

यह एक सर्वनाम शब्द है, इसका अक्सर प्रयोग किया जाता है। ध्यान से पढ़ें।

उदा: ये यहाँ नहीं थे।
ইনি এখানে ছিলেন না।
इनि एखाने छिलेन ना।

इन्होंने रोटी खाई
ইনি রুটি খেয়ে নিয়েছেন।
इनि रुटि खेयेछेन।

वे/उन्होंने (That Person) উনি

यह भी सर्वनाम शब्द है, जिसका अक्सर प्रयोग किया जाता है।

उदा : वे यहाँ आएंगे।
উনি এখানে আসবেন।
उनि एखाने आसबेन।

उन्होंने कहा– कल यहाँ बड़ा उत्सव होगा।
উনি বললেন— কাল এখানে বড় উৎসব হবে।
उनि बललेन– काल एखाने बड़ो उत्सव हबे ।

(अ) सर्वनाम का रूपान्तर সর্বনামের পরিবর্তন

व्यक्ति या वस्तु के बारे में प्रशन करने के लिए सर्वनाम का प्रयोग किया जाता है। जैसे–

1.कौन + का = किसका ..... কৌন + কা (whose) কার (कार)

2.कौन + का = किनका ..... কৌন + কা (whose) কার (कार)

3.कौन + ने = किन्होंने ..... কৌন + নে (who) কে (के)

4.तुम + का = तुम्हारा ..... তুম + কা (your) তোমার (तोमार)

5.मैं + का = मेरा ..... মে + রা (my) আমার (आमार)

6.आप + का = आपका ..... আপ + কা (yours) আপনার (आपनार)

7.कौन + से = किससे ..... কৌন + সে (by whom)কার দ্বারা (हउंपसण्बवउ)
(कार द्वारा)

8.कौन +को = किनको ..... কৌন + কো (to whom)কাকে (काके)

9.मैं +से = मुझ से ..... ম্যাঁয় + সে (by me) আমার দ্বারা (आमार द्वारा)

10.तुम +से = तुमसे ..... তুম + সে (by you) তোমার দ্বারা (तोमार द्वारा)

11.आप +से = आप से ..... আপ + সে (by you) আপনার দ্বারা (आपनारद्वारा)

12.मैं +ने = मैंने ..... ম্যায় + নে (I) আমি (आमि)

13.तुम +ने = तुमने ..... তুম + নে (you) তুমি (तुमि)

14.यह +ने = इसने ..... য়হ + নে (he) সে (से)

15.हम +का = हमारा ..... হম + কা (our/ours) আমার/ আমাদের
(आमार/आमादेर)

16.वह +ने = उसने ..... ওহ + নে (he) সে (स)

17.यह +का = इसका ..... য়হ + কা (of this) এঁর (एर)

18.वे +का = उनको ..... ওহ + কা (of that) তাঁর (ताँर)

19.ये +ने = इन्होंने ..... ইহ + নে (these) ইনারা (এঁরা) (इनारा/एरा)

20.वह + का = उसका ..... ওহ + কা (of him) ওঁদের (ओदेर)

21.ये + का = इनका ..... য়হ + কা (of these) এঁদের (एदेर)

22.आप +ने = आपने ..... আপ + নে (you) আপনি (आपनि)

23.मैं +को = मुझे ..... ম্যায় + কো (to me) আমাকে (आमाके)

24.तुम +को = तुमको ..... তুম + কো (to you) তোমাকে (तोमाके)

25.यह +को = इसको ..... ইহ + কো (to this) এঁদের (एँदेर)

26.वह +को = उसको ..... ওহ + কো (of that) ওঁদের (ओदेर)

27.वे +से = उनसे ..... ওহ + সে (by them) তাদের দ্বারা (तादेर द्वारा)

28.वह +से = उनसे ..... ওহ + সে (by them) তাদের দ্বারা (तादेर द्वारा)

29.ये +से = इससे ..... এহ + সে (by them) তাঁর দ্বারা (ताँर द्वारा)

30.तुम +से = तुमसे ..... তুম + সে (by you) তাদের দ্বারা (तादेर द्वारा)

31.हम +से = हमसे ..... হম + সে (by us) তাদের দ্বারা (आमादेर द्वारा)

32.आप +को = आपको ..... আপ + কো (to you) আপনাকে (आपनाके)

33.यह +से = इससे ..... ইহ + সে (by this/From this) এর দ্বারা /এরথেকে (एर द्वारा / एर थेके)

(आ) पुरुष (Persons) পুরুষ

बांगला व्याकरण में तीन पुरुष होते हैं

1. उत्तम पुरुष: (First Person) উত্তমপুরুষ : वक्ता को उत्तम पुरुष कहते हैं।

उदा: मैं, हम
আমি, আমরা
आमि, आमरा

2. मध्यम पुरुष **(Second Person)** মধ্যম পুরুষ : श्रोता को मध्यम पुरुष कहते हैं।

उदा : तुम, तुमलोग, आप
তুমি, তোমরা, আপনি
तुमि, तोमरा, आपनि

3. अन्य पुरुष(Third Person) অন্য পুরুষ : जिसके संबंध में बात कही जाती है उसे अन्य पुरुष कहते हैं।

उदाः

वह, वे लोग, वह लोग, वे
সে, ওনারা, তারা,উনি
से, उनारा, तारा, उनि

विषेशण (Adjectives) বিশেষণ

विषेशण (Adjective) বিশেষণ: संज्ञा या सर्वनाम के गुण या विषेशता के बारे में बताता है।

उदा :

वीरू अच्छा है।	বীরু ভাল আছে।	वीरू भालो आछे।
वह छोटा है।	সে ছোট।	से छोटो।
यह मीठा है।	এটি মিষ্টি।	एटि मिस्टी।

खराब	খারাপ	खाराप	...	ताजा	টাটকা	टाटका
अच्छा	ভাল	भाल	...	सड़ा	পচা	पचा
बड़ा	বড়	बड़ो	...	पापी	পাপী	पापी
छोटा	ছোট	छोटो	...	पवित्र	পবিত্র	पवित्र
गोल	গোল	गोल	...	पतला	সরু	सरु
उच्च	উচ্চ	उच्च	...	गरम	গরম	गरम
लम्बा	লম্বা	लम्बा	...	मोटा	মোটা	मोटा
नाटा	বেঁটে	बेंटे	...	सफेद	সাদা	सादा
चौडा	চওড়া	चउड़ा	...	काला	কালো	कालो
समान	সমান	समान	...	हरा	সবুজ	सबुज
मीठा	মিষ্টি	मिस्टी	...	लाल	লাল	लाल
साफ	পরিষ্কার	परिस्कार	...	कड़वा	কটু	कटु
गंदा	নোংরা	नोंगरा	...	निम्न	নিম্ন	निम्न
वीर	বীর	वीर	...	होशियार	হুশিয়ার	हुशियार
डरपोक	ভিতু	भीतु	...	चतुर	চতুর	चतुर
सुन्दर	সুন্দর	सुन्दर	...	मूर्ख	মুর্খ	मूर्ख
भद्दा	কুৎসিৎ	कुत्सित	...	ठंडा	ঠাণ্ডা	ठांडा

4. क्रिया (Verb) ক্রিয়া পদ : जिस शब्द से कुछ करने या होने का बोध होता है उसे क्रिया कहते हैं।

उदा :	कुत्ता भौंकता है।	কুকুর ঘেউ-ঘেউ করছে।	कुकुर घेउ–घेउ कोरछे।
	पक्षी उड़ते हैं।	পাখি উড়ছে।	पाखि उड़छे।
	घोड़ा दौड़ता है।	ঘোড়া ছুটছে।	घोड़ा छुटछे।
	हम देखते हैं।	আমরা দেখছি।	आमरा देखछि।

किसी भाषा को बोलने, समझने और लिखने के लिए उसकी क्रियाओं को ठीक से जानना जरूरी है। तभी हम उस भाषा को ठीक से बोल और समझ सकेंगे। बांगला में क्रिया को दो भागों में विभाजित किया जाता है।

1. सकर्मक क्रिया (Transitive Verb) সকর্মক ক্রিয়া

1. अकर्मक क्रिया (Intransitive verb) অকর্মক ক্রিয়া

1. सकर्मक क्रिया–जिस क्रिया के साथ कर्म होता है उसे सकर्मक क्रिया कहते हैं।

उदा: कृष्ण किताब पढ़ रहा है।
কৃষ্ণ বই পড়ছে।
कृष्ण बई पड़छे।

कर्ता– कृष्ण **कर्म– बई** **क्रिया– पड़छे।**

1. अकर्मक क्रिया–जिस क्रिया के साथ कर्म नहीं होता है उसे अकर्मक क्रिया कहते हैं।

उदा : हम बैठे हैं।
আমরা বসে আছি।
आमरा बसे आछि।

राजू सो रहा है।

রাজু ঘুমিয়ে আছে।
राजू घुमिये आछे।

कर्ता– राजु **क्रिया–घुमिये आछे**

1.	लिखना	লেখা	लेखा	2.	चढ़ना	চড়া	चड़ा
3.	खोलना	খোলা	खोला	4.	पीना	পান করা	पान करा
5.	पढ़ना	পড়া	पड़ा	6.	आना	আসা	आसा
7.	खाना	খাওয়া	खाउया	8.	सुनना	শোনা	सोना
9.	जाना	যাওয়া	जाउया	10.	देना	দেওয়া	देउया

11.	देखा	দেখা	देखा	12.	चलना	চলা	चला
13.	काटना	কাটা	काटा	14.	उड़ना	ওড়া	ओड़ा
15.	डरना	ভয় করা	भय करा	16.	दौड़ना	ছোটা	छोटा
17.	करना	করা	करा	18.	खेलना	খেলা	खेला
19.	रोना	কাঁদা	काँदा	20.	हँसना	হাঁসা	हाँसा
21.	बैठना	বসা	बसा	22.	उठना	ওঠা	ओठा
23.	कूदना	লাফানো	लाफानो	24.	डूबना	ডোবা	डोबा
25.	तैरना	সাঁতার কাটা	सांतार काटा	26.	चलाना	চালানো	चालानो
27.	सीखना	শেখা	सेखा	28.	देना	দেওয়া	देउया
29.	बंद करना	বন্ধ করা	बंद करा	30.	लेना	নেওয়া	नेउया
31.	उड़ना	উড়না	उड़ना	32.	लौटाना	ফিরিয়ে দেওয়া	घुरिये देउया
33.	चिल्लाना	চেঁচানো	चिल्लाना	34.	निकालना	বার করা	बार करा
35.	पहनना	পরা	पहनना	36.	जीतना	জেতা	जेता
37.	सोना	সোওয়া	सोउया	38.	उतरना	নামা	नामा
39.	चराना	চরা	चरा	40.	হারনা	হারা	হারা
41.	जागना	জাগা	जागा	42.	बोलना	বলা	बला
43.	मारना	মারা	मारा	44.	झगड़ना	ঝগড়া করা	झगड़ा करा
45.	निगलना	গেলা	गेला	46.	मरना	মরা	मरा
47.	उगलना	উগলে দেওয়া	उगले देउया	48.	छूना	স্পর্শ করা	स्पर्श करा
49.	रोकना	থামানো	थामानो	50.	पाना	পাওয়া	पाउया
51.	बनाना	বানানো	बानानो	52.	फिसलना	পিছলে যাওয়া	पिछले जाउया

क्रियार्थक संज्ञा (Gerund) ক্রিয়ার্থক বিশেষ্য

उदा : मूल क्रिया शब्द			क्रियार्थक नाम	
मूल क्रिया	**घातु**	**.....**	**क्रियार्थक**	**संज्ञा (विशेष्य)**
पढ़	পড়	.....	पढ़ना	পড়া
लिख	লিখ	.....	लिखना	লেখা
सीख	শিখ	.....	सीखना	শেখা
खेल	খেল	.....	खेलना	খেলা
चढ़	চড়	.....	चढ़ना	চড়া
खा	খা	.....	खाना	খাওয়া
पी	পী	.....	पीना	পান করা
आ	আ	.....	आना	আসা
जा	যা	.....	जाना	যাওয়াা
देख	দেখ	.....	देखना	দেখা
सुन	শুন	.....	सुनना	শোনা
काट	কাট	.....	काटना	কাটনা
कतर	কতর	.....	कतरना	কতরনা
कर	কর	.....	करना	করা
हँस	হঁস	.....	हँसना	হাঁসা
दौड़ना	দৌড়	.....	दौड़ना	দৌড়না
सो	সো	.....	सोना	সোয়া
डर	ডর	.....	डरना	ডরনা
चल	চল	.....	चलाना	চলা
बैठ	বস	.....	बैठना	বসা

उठ	উঠ	....	उठना	উঠা
कूद	লম্ফ	.....	कूदना	লাফানো
उछलना	উছল	.....	उछलना	ঝাঁপানো
तैर	সঁতরণ	.....	तैरना	সাঁতার কাটা
डूब	ডুব	.....	डूबना	ডোবা
ले	লে	.....	लेना	নেয়া
चल	চল	.....	चलना	চলা
दे	দে	.....	देना	দেওয়া
उड़	উড়	.....	उड़ना	উড়না
घूम	ঘুর	.....	घूमना	ঘোরা
फिर	ফির	.....	फिरना	ফিরা
डाल	ঢাল	.....	डालना	ঢালা
जी	বাঁচ	.....	जीना	বাঁচা
पहन	পর	.....	पहनना	পরা
उतर	নাম	.....	उतरना	নামা
जाग	জাগ	....	जागना	জাগা
बोल	বল	.....	बोलना	বলা
मार	মার	.....	मारना	মারা
मर	মর	.....	मरना	মরা
छू	ছু	.....	छूना	ছোয়া
रुक	থাম	.....	रोकना	থামানো
पाना	পা	.....	पाना	পাওয়া
रच	রচ	.....	रचना	রচনা
चर	চর	.....	चरना	চরা

काल विभाजन (Tenses) কাল বিভাজন

किसी भाषा को सीखने या उस भाषा में बात करने के लिए दूसरों की बातों को ध्यान से सुनना और समझना होता है। अपनी बात दूसरों को समझानी होती है। इसके लिए उस भाषा के व्याकरण का अच्छा ज्ञान होना जरूरी है। काल और उसके विभाजन को ध्यान से सीखें जिससे भाषा पर दखल प्राप्त कर सकें। काम हुआ था, हो रहा है या होगा इसे जानने को काल कहते हैं। काल को तीन भागों में बाँटा गया है।

I.	**वर्तमान काल**	**(Present tense)**	বর্তমান কাল
II.	**भूत काल**	**(Past tense)**	ভূত কাল
III.	**भविष्यत् काल**	**(Future tense)**	ভবিষ্যৎ কাল

1. वर्तमान काल (**বর্তমান কাল**): क्रिया के जिस रूप ये पता चलता है कि कार्य वर्तमान समय में जारी है उसे वर्तमान काल कहते हैं।

उदा: किसान बैलगाड़ी चलाता है।

চাষী গরু গাড়ি চালাচ্ছে।

चाषी गरुगाड़ी चालाच्छे।

पिताजी कपड़े सी रहे हैं।

বাবা কাপড় সেলাই করছেন।

बाबा कापड़ सेलाई करछेन।

बांगला में वर्तमान काल को चार भागों में बांटा गया है।

(1) साधारण या नित्य वर्तमान काल

(2) घटमान वर्तमान काल

(3) पुराघटित वर्तमान काल

(4) वर्तमान कालेर अनुज्ञा

1. साधारण या नित्य वर्तमान काल (সাধারণ বা নিত্য বর্তমান কাল) (Simple Present Tense) : जो काम सामान्य तौर पर या अक्सर होता है।

उदा : वह अंग्रेजी में बात करता है। सीता कपड़ा धोती है।

সে ইংরেজীতে কথা বলে। সীতা কাপড় কাছে।

से इंग्रेजी ते कथा बले। सीता कापड़ काचे।

सूरज पूरब दिशा में उगता है। पक्षी उड़ते हैं।

সূর্য পূর্ব দিশাতে ওঠে। পাখি উড়ছে।

सूर्यो पूर्व दिशाते ओठे। पाखि उड़छे।

2. घटमान वर्तमान काल (ঘটমান বর্তমান কাল) **(Present Continuous Tense) : जो काम पूरा न हुआ हो या अभी भी जारी हो।**

उदाः घोड़े दौड़ रहे हैं। — **रमेश किताब पढ़ रहा है।**

ঘোড়া দৌড়াচ্ছে। — রমেশ বই পড়ছে।

घोड़ा दउड़ाच्छे। — **रमेश बई पड़छे।**

जब (While) যখন

किसी एक कार्य के साथ–साथ दूसरे कार्य के होने के बारे में बताते है

उदा : उसने जाते हुए मुझ से बात की।

সে যেতে-যেতে আমার সাথে কথা বলল।

से जेते–जेते आमार साथे कथा बलल।

बच्चे ने रोते हुए खाना खाया।

বাচ্চাটি কাঁদতে-কাঁদতে খাবার খেলো।

बाच्चाटि काँदते–काँदते खाबार खेलो।

3. पुराघटित वर्तमान काल (পুরাঘটিত বর্তমান কাল) **(Present Perfect Tense):** जो काम अभी–अभी पुरा हुआ हो।

उदाः इस बार आम के पेड़ में बहुत से आम लगे हैं।

এবার আম গাছে অজস্র আম হয়েছে।

एबार आमगाछे अजस्र आम हयेछे।

II. **भूतकाल (Past Tense)** भूत काल कार्य के बीते हुए समय में समाप्त होने का बोध कराता है।

उदा : मैंने लिखा। — **तुमने गाया।**

আমি লিখলাম। — তুমি গান করলে।

आमि लिखलाम। — **तुमि गान करले।**

बांगला में भूत काल या अतीत काल को चार भागों में विभाजित किया गया है।

1. নিত্য অতীত — **नित्य अतीत**
2. ঘটমান অতীত — **घटमान अतीत**
3. পুরাঘটিত অতীত — **पुराघटित अतीत**
4. নিত্যবৃত্ত অতীত — **नित्यवृत्त अतीत**

1. नित्य अतीत (নিত্য অতীত) : जो घटना पहले घट चुकी है उसे सामान्य या नित्य अतीत कहते हैं।

उदा :- मैंने एक कहानी लिखी है। আমি একটি গল্প লিখলাম। आमि एकटि गल्प लिखलाम।

वह चला गया है। সে চলে গেছে। से चले गेछे।

2. घटमान अतीत (ঘটমান অতীত) : जिस क्रिया में पिछले समय में चल रहे होने या तब तक पूरा न होने का बोध हो।

उदा: गौरी रोटी खा रही थी।
গৌরী রুটি খাচ্ছিল।
गौरी रुटि खाच्छिल।

बरसात हो रही थी।
বৃষ্টি হচ্ছিল।
वृष्टि होच्छिल। ।

मैं सड़क पर जा रहा था। আমি রাস্তা দিয়ে যাচ্ছিলাম। आमि रास्ता दिये जाच्छिलाम।

3. पुराघटित अतीत (পুরাঘটিত অতীত): काम के बहुत पहले पूरा हो चुके होने का बोध कराता है।

उदा: भगतसिंह ने देश के लिए अपने प्राण अर्पित किए।
ভগত সিং দেশের জন্য নিজের প্রাণ অর্পণ করেছিলেন।
भगतसिंह देशेर जन्य निजेर प्राण अर्पन करेछिलेन

4. नित्यवृत्त अतीत (নিত্যবৃত্ত অতীত): काम के बहुत पहले आरंभ होकर अभी तक पूरा न होने की संभावना के बारे में बताता है।

उदा : वह रोज गाना सीखता था।
সে রোজ গান শিখত।
से रोज गान सिखतो।

दादाजी रोज टहलने जाते थे।
ঠাকুরদা রোজ বেড়াতে যেতেন।
ठाकुरदा रोज बेड़ाते जेतेन।

होता था (was) হ'ত/ হয়েছিল

अंग्रेजी के (is) और (was) की तरह बांग्ला में वर्तमान काल में हच्छे, करछे और भूतकाल में हयेछिल, करेछिल, करतो (হচ্ছে, করছে, হয়েছিল, করেছিল, করত) का प्रयोग किया जाता है।

1. क्रिया का रूप कर्ता के अनुसार परिवर्तित होता है।

उदा : आप कहाँ थे? लक्ष्मी काम कर रही थी।
আপনি কোথায় ছিলেন? লক্ষ্মী কাজ করছিল।
आपनि कोथाय छिलेन? लक्ष्मी काज करछिल।

2. जिस वाक्य में क्रिया के साथ छिल, ताम (ছিল, তাম) शब्द का प्रयोग होता है वह कार्य के विगत समय में होने का बोध कराता है।

उदाः मैं ऐसा करता था। तुम इस तरह देखते थे।
আমি এটা করতাম। তুমি এমন করে দেখতে।
आमि एटा करताम। तुमि एमन करे देखते।

3. किसी विषेश समय में किसी कार्य के होने या न होने की वजह से किसी अन्य काम के होने या न होने के बारे में बताता है।

उदाः अगर महात्मा गाँधी जीवित होते तो ऐसा नहीं होता।
যদি মহাত্মা গান্ধী জীবিত থাকতেন তা হলে এমন হত না।
जदि महात्मा गाँधी जीवित थाकतेन ताहले एमन हतो ना।

III. भविष्यत् काल (ভবিষ্যৎ কাল) **(Future Tense)** : आनेवाले समय या भविष्य में होने वाले काम के लिए प्रयोग किया जाता है। बांग्ला में भविष्यत् काल को चार भागों में विभाजित किया गया है।

1. সাধারণ ভবিষ্যৎ साधारण भविष्यत्
2. ঘটমান ভবিষ্যৎ घटमान भविष्यत्
3. পুরাঘটিত ভবিষ্যৎ पुराघटित भविष्यत्
4. ভবিষ্যৎ অনুজ্ঞা भविष्यत् अनुज्ञा

1.साधारण भविष्यत् (সাধারণ ভবিষ্যৎ কাল)

सुमित किताब लाएगा। शरद कल से हिन्दी सीखेगा
সুমিত বই আনবে। শরত কাল থেকে হিন্দী শিখবে।
सुमित बई आनबे। शरद काल थेके हिन्दी सीखबे।

2. घटमान भविष्यत् (ঘটমান ভবিষ্যৎ)

वह किताब लिख रहा होगा। मंदिर में पूजा हो रही होगी।

সে বই লিখিতে থাকিবে। মন্দিরে পুজো হতে থাকিবে।

से बई लिखिते थाकिबे। मन्दिरे पूजो हते थाकिबे।

3. पुराघटित भविष्यत् (পুরাঘটিত ভবিষ্যৎ)

आपने उस दिन मुझे गलत समझा होगा

আপনি সেদিন আমাকে ভুল বুঝিয়া থাকিবেন।

आपनि से दिन आमाके भूल बुझिया थाकिबेन।

4. भविष्यत् अनुज्ञा (ভবিষ্যৎ অনুজ্ঞা) :

कल मुझसे जरूर मिलना।

কাল অবশ্যই আমার সাথে দেখা করিবে।

काल अवश्यइ आमार साथे देखा करिबे।

1 नोटः कर्ता मैं (আমি) होने पर क्रिया का रूप इस प्रकार बदलेगा।

मैं करूँगा	(करूँगी)।	আমি করব।	आमि करबो।
मैं जाऊँगा	(जाऊँगी)।	আমি যাব।	आमि जाबो।
मैं लूँगा	(लूँगी)।	আমি নেব।	आमि नेबो।
मैं खाऊँगा	(खाऊँगी)।	আমি খাব।	आमि खाबो।
मैं दूँगा	(दूँगी)।	আমি দেব।	आमि देबो।
दे दूँगा	(दूँगी)।	দিয়ে দেব।	दिये देबो।
मैं रहूँगा	(रहूँगी)।	আমি থাকব।	आमि थाकबो।

2 क्रिया का रूप कर्ता के अनुसार बदलता है।

तुम पियोगे (पिओगी)।	তুমি খাবে।	तुमि खाबे।
तुम पढ़ोगे (पढ़ोगी)।	তুমি পড়বে।	तुमि पड़बे।
तुम लोगे (लोगी)।	তুমি নেবে।	तुमि नेबे।

3 क्रिया के साथ बो, बे (বো, বে) जुड़ा हो तो भविष्यत् काल होता है।

राजा गायेगा/रानी गायेगी। রাজা/রানী গান করবে। राजा/रानी गान करबे।

वह लाएगा/लाएगी। সে আনবে। से आनबे।

4 नकारात्मक शब्दों की सूची

उदा : मैं नहीं लिखूँगा/लिखूँगी। आमि লিখব না। आमि लिखबो ना।
तुम नहीं करोगे/करोगी। তুমি করবে না। तुमि करबे ना।

गा (will) গা

हिन्दी मे गा, गी, गे और बांगला में (বো, বে) भविष्यत् काल का बोध कराते हैं।

उदा : मैं कल आऊँगा। আমি কাল আসবো। आमि काल आसबो।
मैं करूँगा। আমি করব। आमि कोरबा।
मैं दूँगा। আমি দেব। आमि देबो।
लता करेगी। লতা কোরবে। लता कोरबे।

(आ) कृदन्त (Participles) কৃদন্ত

कृदन्त तीन प्रकार के होते हैं। 1. वर्तमान कालिक कृदन्त, 2. भूतकालिक कृदन्त, 3. पूर्वकालिक कृदन्त

जो शब्द क्रिया के बाद आकर क्रिया के काल का बोध कराते हैं उन्हें कृदन्त कहते हैं।

1. (वर्तमान कालिक कृदन्त) - (Present Participle)

किसी काम के करने के समय अन्य कोई कार्य सम्पन्न होने पर पहले कि क्रिया को कृदन्त कहते हैं।

उदाः खेलते हुए लड़के খেলন্ত বাচ্চা खेलन्त बाच्चा
दौड़ते हुए घोड़े ছুটন্ত ঘোড়া छुटन्त घोड़ा

कभी–कभी इनका प्रयोग विशेषण के स्थान पर किया जाता है।

उदाः उड़ती हुई चिड़िया। উড়ন্ত পাখী उड़न्त पाखि।

अगर वर्तमानकालिक कृदन्त के बाद समय आता है तो हिन्दी में ता, ते, ती और बांगला में र (র) का प्रयोग किया जाता है।

उदाः स्कूल जाते समय স্কুল যাবার সময় स्कूल जाबार समय
शहर से लौटते समय শহর থেকে ফিরার সময় शहर थेके फेरार समय

पढ़ते समय नहीं बोलना चाहिए।
পড়ার সময় কথা বলা উচিত নয়।
पड़ार समय कथा बला उचित नय।

2. ভূতকালিক কৃদন্ত (Past participle) **भूतकालिक कृदन्त** : साधारण भूतकालिक क्रिया में हुआ, हुई, हुए जोड़ने पर वह भूतकालिक कृदन्त बन जाताहै।

उदा :	**मरा हुआ मोर**	মৃত ময়ূর	**मृत मयूर**
	सोई हुई गाय	ঘুমন্ত গরু	**घुमन्त गरु**
	पढ़ी हुई औरत	পড়া শোনা জানা মহিলা	**पढ़ा–शोना जाना महिला**
	सोया हुआ शेर	ঘুমন্ত সিংহ	**घुमन्त सिंह**

3. পূর্বকালিক কৃদন্ত (Perfect participle) **पूर्वकालिक कृदन्त** : क्रिया के साथ कर, के जोड़ने पर वह पूर्वकालिक कृदन्त होता है। क्रिया के बाद के, कर— **করে, কে,** जोड़ने पर वह कार्य के समाप्त होने को सूचित करता है।

उदा :

हम खाकर सिनेमा गए।
আমরা খেয়ে সিনেমা গেলাম।
आमरा खेये सिनेमा गेलाम।

मैं टी. वी. देखकर सो गया।
আমি টি.ভি. দেখে ঘুমিয়ে পড়লাম।
आमि टी. वी. देखे घुमिये पड़लाम।

मेरे पिताजी स्नान करके पूजा करते हैं।
আমার বাবা স্নান করে পুজো করেন।
आमार बाबा स्नान करे पुजो करेन।

कर के बाद के जोड़ने पर करके हो जाता है।

लक्ष्मी पढ़कर सो गयी।
লক্ষ্মী পড়ে ঘুমিয়ে পড়ল।
लक्ष्मी पड़े घुमिये पड़लो।

सुब्रह्मण्यम जी काम कर के चले गये।
সুব্রমণিয়ম মশাই কাজ করে চলে গেলেন।
सुब्रह्मण्यम मशाइ काज करे चले गेलेन।

सकर्मक क्रिया के पूर्वकालिक कृदन्त के बाद आना, जाना जैसी क्रियाओं का लोप हो जाता है।

उदाः	**दिखाई देता है।**	দেখা যায়।	**देखा जाय।**
	सुनाई देता है।	শোনা যায়।	**सोना जाय।**

ले जाओ।	নিয়ে জাও।	निये जाओ।
किया हुआ।	করা।	करा।
पी जाओ।	পান কর।	पान करो ।

किसी कार्य को नियम के अनुसार करने के लिए भी कर (কর) शब्द का प्रयोग किया जाता है। इसे **Indefinite Present Tense** कहते हैं। इसमें क्रिया भूतकाल की रहती है।

उदा:

रात दस बजे तक पढ़ा करो।
রাত দশটা অবধি পড়বে।
रात दसटा अबधि पड़बे।

माता–पिता का सम्मान करो।
মা-বাবার সম্মান কর।
मा–बाबार सम्मान करो।

रोज सबेरे योगाभ्यास किया करो।
রোজ সকালে যোগ ব্যাযাম করবে।
रोज सकाले योगाभ्यास करबे।

(इ) सहायक क्रिया (Auxiliary Verbs) সহায়ক ক্রিয়া

हर भाषा में सहायक क्रियाओं का प्रयोग किया जाता है। सहायक क्रिया मुख्य क्रिया के प्रकार और विशेषता के बारे में बताती है। वाक्य के लिंग, वचन और काल के प्रभाव से सहायक क्रियाओं में बदलाव होता है।

चाहना (Want) চাওয়া

यह सहायक क्रिया है जिसका प्रयोग कुछ 'माँगने' या 'चाहने' के अर्थ में किया जाता है।

उदा: मुझे चाय चाहिए। আমার চা লাগবে। आमार चा लागबे।

आरंभ (To start) আরম্ভ

कार्य के आरंभ होने के बाद उसके जारी रहने का बोध कराता है।

उदा : भास्कर दो बजे से पढ़ने लगा।
ভাস্কর দুটো থেকে পড়তে আরম্ভ করলো।
भास्कर दुटो थेके पड़ते आरंभ करलो।

कर्ता के लिंग और वचन के अनुसार 'ना' 'ने'हो जाता है।

उदाः सोमेश्वरी पढ़ने लगी।
সোমেশ্বরী পড়তে লাগল।
सोमेश्वरी पढ़ने लगी।

पूर्णता (To end) সমাপ্তি

कार्य के पूरा होने का बोध कराता है।

उदाः मैं आ चुका हूँ।	আমি এসে গেছি।	आमि एसे गेछि।
तुम खा चुके हो।	তুমি খেয়ে নিয়েছ।	तुमि खेये नियेछो।

सकना (Can) পারা

किसी कार्य को करने की सामथय का बोध कराता है।

उदाः तुम यह काम कर सकते हो।
তুমি এ কাজ করতে পার।
तुमि ए काज करते पारो।

पढ़ सकता हूँ।	পড়তে পারি।	पड़ते पारी।
लिख सकता हूँ।	লিখতে পারি।	लिखते पारी।

कर्ता के लिंग और वचन के अनुसार सक 'सकता' 'सकती' बांगला में पारे, पारी 'পারি' 'পারে' शब्द का ही प्रयोग किया जाता है।

उदा : औरतें जा सकती हैं।
মহিলারা যেতে পারে।
औरतें जा सकती हैं।

लड़के खेल सकते हैं।
ছেলেরা খেলতে পারে।
छेलेरा खेलते पारे।

शक्ति बोधक "सकना" (Can) पा / पाना

इस सहायक क्रिया का स्वतंत्र रूप से या क्रियार्थक विशेष्य के साथ प्रयोग किया जाता है।

उदा : भीड़ की वजह से नहीं आ सका।
ভীড়ের জন্য আসতে পারি নি।
भीड़ेर जन्य आसते पारि नि।

इच्छा बोधक : ইচ্ছাবোধক चाहना (Want to) চাওয়া

किसी कार्य या वस्तु को पाने की इच्छा प्रकट करने के लिए चाह 'চাহ' शब्द का प्रयोग किया जाता है।

उदा : उसे किताब चाहिए। সে বই চায়। से बई चाय।
क्या तुम पढ़ना चाहते हो? তুমি কি পড়তে চাও? तुमि कि पड़ते चाओ?

(ई) संयुक्त क्रियापद (Compound Verbs) সংযুক্ত ক্রিয়াপদ

भाषा को अच्छी तरह से जानने के लिए उसकी संयुक्त क्रियाओं और उनके प्रयोग के नियमों को सीखें।

उदा: लगना, डालना, जाना, देना, उठना, बैठना, रखना, छोड़ना

লাগা, ঢালা, যাওয়া, দেওয়া, ওঠা, বসা, রাখা, ছাড়া

পড়না-पड़ना, তাকনা-ताकना, ডালনা- डालना, জানা- जाना, দেনা-देना, বৈঠনা-बैठना, উঠনা-उठना, রখনা-रखना, ছোড়না- छोड़ना।

उदा : जाने लगना। জানে লগনা

देखने लगना। দেখনে লগনা

सुनाई पड़ना। সুনাই পড়না

लेना : जब दो क्रियाएं मिलती हैं तो उन्हें संयुक्त क्रिया कहते हैं।

उदा : देख लेना। দেখে নিয়ো देखे नियो।
तुम इसे देख लेना। তুমি এটা দেখে নিয়ো। तुमि एटा देखे नियो।

लेना লেনা (आत्मार्थ क्रिया) (Self) নিজেকে

खुद के बारे में कुछ कहने के लिए इस सहायक क्रिया का प्रयोग किया जाता है।

उदाः मैं यह काम कर लेता हूँ। আমি এই কাজ করে নিতে পারি। आमि एइ काज करे निते पारि।

तुम वह काम कर लो। তুমি সেই কাজটি করে নাও। तुमि सेइ काजटि करे नाओ।

दे (Let) দেওয়া

अनुमति माँगने या देने के अर्थ में प्रयुक्त होता है।

उदाः मुझे अनुमति दें। আমায় অনুমতি দিন। आमाय अनुमति दिन।

मुझे जाने दो। আমায় যেতে দাও। आमाय जेते दाओ।

वाक्य के कर्ता के लिंग और वचन के अनुसार सहायक क्रिया परिवर्तित की जाती है।

उदा : उसे सीखने दो। তাকে শিখতে দাও। ताके सीखते दाओ।

जाना (Ought to) জানা

बोध कराता है कि कोई कार्य करना होगा। কোনো কাজ করতে হবে বোঝায়।

उदा : तुम यहाँ आ जाना। তুমি এখানে চলে এস। तुमि एखाने चले एसो।

मुझे यह ले जाना होगा। আমায় এটা নিয়ে যেতে হবে। आमाय एटा निये जेते हबे।

भूतकाल में जाबो या जाच्छि (যাব, যাচ্ছি) के बदले गेलो या गियेछे (গেল, গিয়েছে) का प्रयोग किया जाता है।

उदा : मैं लेकर गया আমি নিয়ে গেলাম। आमि निये गेलाम।

करना पड़ा (Have to) করতে হলো

कोई कार्य करना होगा या करना पड़ा समझाने के लिए इस सहायक क्रिया का प्रयोग करना पड़ता है।

কোন কাজ করতে হবে বা হোলো বোঝাতে চাইলে এই সহায়ক ক্রিয়ার ব্যবহার করা হয়।

उदाः मुझे यह काम करना पड़ा। আমায় এ কাজ করতে হলো। आमाय ए काज करते होलो।

यह मानना पड़ा। এটা মেনে নিতে হল। एटा मेने निते होलो।

कर डालना (Away) করে/করিয়ে ফেলা

यह सहायक क्रिया निष्चयता का बोध कराती है।

उदा : 1.तोड़ डालना ভেঙে ফেলা। भेंगे फेला।

2. काट डालना কেটে ফেলা। केटे फेला।

3. मैं उसे काट डालता हूँ। আমি ওটাকে কেটে ফেলতে পারি। आमि ओटा के केटे फेलते पारि।

किसी कार्य के अचानक हो जाने का बोध कराता है।

उदा : 1. बोल उठना। বলে ওঠা। बले ओठा।

2. जाग उठना। জেগে ওঠা। जेगे ओठा।

3. मैं जाग गया। আমি জেগে উঠলাম। आमि जेगे उठलाम।

रखना (Keep) রাখা

कुछ छिपाने या संरक्षित करने के अर्थ में प्रयुक्त होता है।

उदा : व्यापारी ने करोड़ों रुपये कमा लिए।

ব্যবসায়ী অনেক কোটি টাকা রোজগার করেছে।

व्यवसायी अनेक कोटि टाका रोजगार करेछे।

प्रेरणार्थक क्रिया (Causal Verb) প্রেরণার্থক ক্রিয়া

जिस क्रिया द्वारा कार्य को खुद न कर उसे किसी और से कराने का पता चलता है उसे प्रेरणार्थक क्रिया कहते हैं।

नियम1: जब हम खुद काम करते हैं तब क्रिया के मूल रूप में कोई परिवर्तन नहीं होता है।

उदा: करना করা करा

मुझे आज यह काम करना है।

আমায় আজ এ কাজ করতে হবে।

आमाय आज ए काज करते हबे।

नियम 2 : काम खुद न कर किसी और द्वारा कराने पर करते (করতে) कराते (করাতে) हो जाता है।

उदा : आज उससे यह काम करवाना है।
আজ তাকে দিয়ে এ কাজটি করাতে হবে।
आज ताके दिए ए काजटि कराते हबे।

आज मैं उससे कह कर यह काम करवा लूँगा।
আজ আমি ওকে বলে এ কাজ করিয়ে নেব।
आज आमि ओके बले ए काज करिये नेबो।

आप जानते हैं कि हर वाक्य में कर्ता, कर्म और क्रिया होती है।

कर्ता (subject) কর্তা—যে কাজ করে कर्ता—कार्य करनेवाला

कर्म (object) যার উপর কাজের ফল হয় कर्म—जिस पर कार्य का प्रभाव पड़ता हो

ক্রিয়া (verb) কাজ क्रिया—कार्य

लेकिन प्रेरणार्थक क्रिया के मामले में (कर्ता—उपकर्ता—कर्म—क्रिया) होते हैं।

मैंने कपड़ा सिला। सिला
আমি কাপড় শেলাই করলাম। করলাম
आमि कापड़ सेलाई करलाम। करलाम

मैंने कपड़े सिलवाए। सिलवाए
আমি কাপড় শেলাই করালাম। করালাম
आमि कापड़ सेलाई करालाम। करालाम

सिलाई करने का काम मैंने खुद न कर दर्जी से करवाया। करवाया
শেলাইর কাজটি আমি নিজে না করে দর্জীকে দিয়ে করিয়েছি।
सेलाइर काज आमि निजे ना करे दर्जी के दिए करियेछि। करियेछि

5 क्रिया विशेषण (Adverb)ক্রিয়া বিশেষণ: जो शब्द क्रिया की विशेषता बताता है उसे क्रिया विशेषण कहते हैं।

उदा: जोर से, धीरे, कब, कहाँ
জোরে, আস্তে, কখন, কোথায়
जोरे, आस्ते, कखन, कोथाय

मैं कभी–कभी चावल खाता हूँ।
আমি কখনো-কখনো ভাত খাই।
आमि कखनो–कखनो भात खाई।

तुम जल्दी लिखते हो।
তুমি তাড়াতাড়ি লেখো।
तुमि ताड़ाताड़ि लेखो।

क्रिया विषेशण (Adverbs) ক্রিয়া বিশেষণ

रोज–रोज	রোজ-রোজ (প্রতিদিন)	रोज–रोज / प्रतिदिन
कल (बीता हुआ / आने वाला)	কাল (বিগত/আগামী)	कल (विगत / आगामी)
कब	কখন	कखन
हमेशा	সব সময়	सब समय
अब	এখন	एखोन
सहसा	হটাৎ	हठात्
अक्सर	প্রায়	प्राय
तेज	জোরে	जोरे
कभी–कभी	কখনো-কখনো	कखनो–कखनो
परसों	পরশু	परसु
तुरंत	তৎকাল	तत्काल
अधिक	বেশি	बेशी
जरा / थोड़ा	অল্প	अल्प
खूब, बहुत	অনেক	अनेक
ब्राहर	বাইরে	बाइरे
देर	দেরি	देर

अब हम कुछ ऐसे शब्द सीखेंगे जिनका अक्सर प्रयोग किया जाता है।

जब যখন जखोन .... जहाँ যেখানে जेखाने

जैसा যেমন जेमन .... जितना যত जतो

ये शब्द क्रिया विशेषण (ক্রিয়া বিশেষণ) (adverbs) हैं।

नियमः इन शब्दों का प्रयोग अलग से या अकेले नहीं किया जाता।

जब–तब, जहाँ–तहाँ, जैसे–तैसे, जितना–उतना
যখন-তখন, যেখানে-সেখানে, যেমন-তেমন, যত-তত
जखन–तखन, जेखाने–सेखाने, जेमन–तेमन, जैसे–तैसे, जतो–ततो

उदाः जहाँ सूरज होता है वहाँ अंधेरा नहीं रह सकता।
যেখানে সূর্য থাকে সেখানে অন্ধকার থাকতে পারে না।
जेखाने सूर्जो थाके सेखाने अंधकार थाकते पारे ना।

जब मैं कलकत्ता गया तब वहाँ एक सिनेमा की शूटिंग चल रही थी।
যখন আমি কোলকাতা গিয়েছিলাম তখন ওখানে একটি সিনেমার শুটিং হচ্ছিল।
जखोन आमि कोलकाता गियेछिलाम तखन ओखाने एकटि सिनेमार शूटिंग हच्छिलो।

जितने रुपयों में यह मेज मिली उतने में एक कुर्सी भी नहीं मिलती।
যত টাকায় এই টেবিল পাওয়া গেছে তত টাকায় একটি চেয়ারও পাওয়া যায় না।
जतो टाकाय एइ टेबिल पाउया गेछे तत टाकाय एकटि चेयारओ पाउया जाय ना।

इतना–कि (so that) অতো যে

किसी विषय की विशेषता (अधिकता) बताने के लिए इस शब्द का प्रयोग किया जाता है।

उदाः मैं इतना कमजोर था कि कुर्सी से उठ भी नहीं सका।
আমি এত অশক্ত ছিলাম যে চেয়ার থেকে উঠতেও পারলাম না।
आमि एतो अशक्त छिलाम जे चेयार थेके उठतेओ पारलाम ना।

अगर–तो / यदि–तो (if-were) যদি- তাহলে

उदाः अगर पिताजी के पास पैसे होते तो वे मोटर साइकिल खरीदते।
যদি বাবার কাছে টাকা থাকত তা হলে উনি মোটর সাইকেল কিনতেন।
जदि बाबार काछे टाका थाकतो ताहले उनि मोटर सायकेल किनतेन।

जैसा–वैसा (which - that) যেমন-তেমন

उदा : जैसा रामबाबू कर रहा है तुम भी वैसा ही करो।
রামবাবু যেমন করছে তুমিও তেমনই কর।
रामबाबु जेमन कोरछे तुमिओ तेमनइ करो।

ना (neither - nor) ना

उदा : उसके पास न तो धन है न ही विद्या।
তার কাছে না পয়সা আছে না বিদ্যা।
तार काछे ना पयसा आछे ना विद्या।

ज्योंही–त्योंही (No sooner - than) যেমনই -যখনই

एक काम के होते ही उसके साथ दूसरा काम आरंभ हो गया।

उदा : जब गौतमी एक्सप्रेस पहुँची तब मेरा मित्र उस पर सवार हुआ।
গৌতমী এক্সপ্রেস আসার সাথে-সাথে আমার বন্ধু তাতে উঠে পড়ল।
गौतमी एक्सप्रेस आसार साथे–साथे आमार बन्धु ताते उठे पड़लो।

यद्यपि–तो भी (even though - Also) তাহলেও

उदा : उसके पास धन नहीं है फिर भी वह लोगों की मदद करता है।
তার কাছে পয়সা নেই তবুও সে লোকের সহায়তা করে।
तार काछे पयसा नेई तबुओ से लोकेर सहायता करे।

यह या वह (either - or) এটা বা সেটা (হয় তো নইলে)

उदा : वह या तो क्रिकेट खेलेगा या हॉकी।
হয় তো সে ক্রিকেট খেলবে নইলে হকী।
हय तो से क्रिकेट खेलबे नइले हॉकी।

जहाँ–वहाँ (where there is) যেখানে-সেখানে (যেথায়-সেথায়)

उदा : जहाँ कृष्ण होगा वहाँ राधा होगी।
যেথায় কৃষ্ণ থাকবে সেথায় রাধা।
जेथाय कृष्ण थाकबे सेथाय राधा।

कि (that) যে

बांगला में एक प्रधान वाक्य और एक उपवाक्य को जोड़ने के लिए जे 'যে' का प्रयोग किया जाता है।

হিন্দীতে একটি প্রধান বাক্য আর একটি উপবাক্যকে যোগ করার জন্য এর ব্যবহার করা হয়।

उदा : भास्करजी ने कहा कि कल यहाँ एक बड़ा उत्सव होगा।
ভাস্কর বাবু বললেন যে কাল এখানে একটি বড় উৎসব হবে।
भास्कर बाबू बललेन जे काल एखाने एकटि बड़ो उत्सव हबे।

नियम : इस शब्द के समुच्चय बोधक (conjuction) होने पर भी उसका विभिन्न अर्थों में प्रयोग किया जाता है।

उदा : आप हिन्दी समझ सकते हैं या नहीं?
আপনি হিন্দী বুঝতে পারেন কি না?
आपनि हिन्दी बुझते पारेन कि ना?

अपनी माँ के बीमार होने की वजह से रहीम बहुत दु:खी है।
তার মার অসুস্থতার জন্য রহীম ভীষণ দুক্ষখী।
तार मायेर असुस्थतार जन्य रहीम भीषण दु:खी।

ऐसा–जैसा (such) এমন

नियम: एक विषय को कई प्रकार से समझाता है।

उदा : देखने योग्य	দেখার মত	देखार मत
करने योग्य	করার মত	करारे मत
प्राप्त करने योग्य	পাওয়ার মত	पाउयार मत
कमाया हुआ	রোজগার কবা	रोजगार करा
देखा हुआो	যা দেখল	जा देखलो
किया हुआ	যা করল	जा कोरलो

मैंने अब तक जो भी कमाया, वह सब खर्च कर दिया।
আমি এখন পর্যন্ত যা রোজগার করলাম সব খরচ করে দিয়েছি।
आमि एखन पर्यन्त जा रोजगार करेछि सब खरच करे दियेछि।

आपने जो किया वह सही है।
আপনি যা করেছেন সেটি ঠিক।
आपनि जा करेछेन सेटि ठीक।

सा (Like) মত

यह शब्द किताबों में नहीं रहता लेकिन बोलचाल की आमभाषा में इसका प्रयोग किया जाता है।

तुम्हारे जैसा कोई और नहीं है। তোমার মত আর কেউ নয়। तोमार मतो आर केउ नय।

मेरे जैसा पागल नहीं होता। আমার মত পাগল হয় না। आमार मतो पागल हय ना।

संबंधवाचक (সম্বন্ধ বাচক) संज्ञा या सर्वनाम के बाद आता है और वाक्य के अन्य शब्दों से उनके संबंध का बोध कराता है।

उदाः में, पर, पास, ऊपर, नीचे, अंदर

তে, পাশে, উপরে, ভিতরে, নীচে

ते, पासे, ऊपरे, भीतरे, नीचे

कमरे में बिल्ली है। ঘরে বেড়াল আছে। घरे बेड़ाल आछे।

हैदराबाद मुंबई से कितनी दूर है? হায়দ্রাবাদ মুম্বাই থেকে কত দূর? हैदराबाद मुंबई थेके कतो दूर?

संबंध वाचक दो प्रकार के होते हैं– 1. **संबंध वाचक** (সম্বন্ধ বাচক) 2. **अनुबंध वाचक** (অনুবন্ধ বাচক)

1. **संबंध वाचक** (সম্বন্ধ বাচক) : इस प्रकार के अव्यय संज्ञा और सर्वनाम की बिभक्ति के बाद आते हैं।

उदा : मैं तुम्हारा करीबी रिश्तेदार हूँ।

আমি তোমার নিকট আত্মীয়।

आमि तोमार निकट आत्मीय।

तुम मेरे घर की तरफ आ रहे हो।

তুমি আমার বাড়ির দিকে আসছ।

तुमि आमार बाड़िर दिके आसछो।

कुछ संबंधवाचक शब्द–কিছু সম্বন্ধ বাচক শব্দ

1. के बाद.	.....	এর পরে	एर परे
2. के पहले	.....	এর আগে	एर आगे
3. के ऊपर	.....	এর উপরে	एर ऊपर

4 . के नीचे ..... এর নীচে एर नीचे

5. के पास ..... এর পাশে एर पासे

6. से दूर ..... থেকে দূরে थेके दूरे

7. के अंदर ..... এর ভীতরে एर भितरे

8. के बाहर ..... এর বাইরে एर बाइरे

9. के पीछे ..... এর পিছনে एर पिछने

10. के बारे में ..... এর সম্বন্ধে एर संबंधे

11. के सामने ..... এর সামনে एर सामने

12. के साथ ..... এর সাথে एरे साथे

13. की ओर/की तरफ ..... এর দিকে एर दिके

14. के अलावा ..... এর ছাড়া एर छाड़ा

15. के जगह ..... এর বদলে एर बदले

16. के लिए ..... এর জন্য एर जन्य

17. की तरह ..... এর মত एर मत

18. के यहाँ ..... এর কাছে एर काछे

2. अनुबंध वाचक– অনুবন্ধ বাচক

उदा : **सहित** সহিত **सहित**

पर्यन्त পর্যন্ত **पर्यन्त (तक)**

मैं ग्यारह बजे तक रहता हूँ।
আমি এগারোটা পর্যন্ত থাকি।

आमि एगारोटा पर्यन्तो थाकि।

मैं भाष्कर जी के साथ आता हूँ।

আমি ভাস্কর বাবুর সাথে আসছি।
आमि भाष्कर बाबुर साथे आसछि।

7. समुच्चय वाचक **(conjunction)** সমুচ্চয় বাচক ঃ **समुच्चय वाचक** अव्यय दो शब्दों या वाक्यों को जोड़ता है।

उदाः **और** **इसीलिए**
আর, তাই
आर **ताई**

वा	বা	**वा**	**क्यों कि** কেন কি/না **केनो कि/ना**			
किंवा	কিংবা	**किंवा**	**यद्यपि**	তথাপি	**तथापि**
अथवा	অথবা	**अथवा**	**और/एवं/व**	আর/এবং	**आर/एवं**
कि	কি	**कि**	**किन्तु/पर/परंतु**	কিন্তু	**किन्तु**
तो	তাহলে	**तो**	**अतएव**	অতএব	**अतएव**
मानो	যেন	**मानो**	**यानी**	অর্থাৎ	**अर्थात**

उदा : **केशव या राजेश करते हैं।**
কেশব বা রাজেশ করে।
केशव वा राजेश करे।

तुम्हें या मुझे जाना है।
তুমি কিংবা আমি যাব।
तुमि किंवा आमि जाबो।

जैसे तुमको बनाया गया है मेरे लिए।
যেন তোমাকে আমার জন্যই বানান হয়েছে।
जेनो तोमाके आमार जन्यइ बानानो हयेछे।

के सिवा/को छोड़कर (Except) ছাড়া

किसी विशेष व्यक्ति या वस्तु का बोध कराता है।

उदा : उनके सिवा यह काम कोई नहीं कर सकता।
উনি ছাড়া এ কাজ কেউ করতে পারে না।
उनि छाड़ा ए काज केउ करते पारे ना।

राजेश बिना चीनी के दूध पीता है।
রাজেশ চিনি ছাড়া দুধ খায়।
राजेश चीनी छाड़ा दूध खाय।

के अलावा (Besides) এর ছাড়া

उदा : सिकन्दराबाद के अलावा हैदराबाद में भी ऐसा भवन है।
সিকান্দরাবাদ ছাড়া হায়দ্রাবাদেও এমন ভবন আছে।
सिकन्दराबाद छाड़ा हैदराबादेओ एमन भवन आछे।

नियम : संज्ञा या सर्वनाम के पहले भी "के अलावा", "के बिना", "के सिवा" 'छाड़ा' शब्द का प्रयोग किया जाता है।

उदा : बिना आपरेशन के वह ठीक नहीं होगा।
অপরেশান ছাড়া ও ভাল হবে না।
आपरेशन छाड़ा ओ भालो हबे ना।

उनके सिवा यह काम कौन करेगा?
তাকে ছাড়া এ কাজ কে করবে?
ताके छाड़ा ए काज के करबे?

हिन्दी के अलावा तेलुगु में भी बड़े विद्वान हैं।
হিন্দী ছাড়া তেলুগুতেও অনেক বড় বিদ্বান আছেন।
हिन्दी छाड़ा तेलुगुतेओ अनेक बड़ो विद्वान आछेन।

8. विस्मय वाचक–বিস্ময়াদি বাচক: (Interjection) जो भाब्द सुख, दुख, शोक, आनन्द, आश्चर्य आदि भावों को सूचित करते हैं।

उदाः	शाबाशश	वाह	अरे	आह	हाय	बापरे
	সাবাশ	বাহ	আরে	আহা	হায়	বা পরে
	शाबाशश	वाह	आरे	आहा	हाय	बापरे

विस्मय वाचक शब्द– বিস্ময়াদি বাচক শব্দ

1. आनन्द सूचक शब्द (আনন্দসূচক শব্দ)

उदाः वाह्!, बहुत अच्छे!, बहुत खूब!, शाबाश!
বাহ, খুব ভাল, বেশ
वाह्!, खूब भालो!, बेश!

2. शोक सूचक शब्द (শোক সূচক শব্দ)ক্ষ্ম

उदा : हाय–हाय! हे राम,
হায়-হায়, হে ভগবান,
हाय–हाय! हे भगवान,

3. आश्चर्य सूचक शब्द (আশ্চর্য সূচক শব্দ) ক্ষ্ম

उदा : अरे! यह क्या!
আরে, এ কি!
अरे! यह कि!

4. तिरस्कार सूचक शब्द (তিরস্কার সূচক শব্দ) ক্ষ্ম

उदा : छीः!, दुर! जा भाग!
ছিক্ষ্ম!, দুর! জা! পালা!

छीः!, दुर! जा! पाला!

5. संबोधन सूचक शब्द (সম্বোধন সূচক শব্দ)ক্ষ্ম

उदाः हे!, ओ!
হে!, ওরে!
हे!, ओरे!

(Word building and division of words)

शब्द निर्माण और शब्द विभाजन

अर्थ के अनुसार शब्दों को तीन भागों में विभाजित किया जाता है।

1. **रूढ़** রূঢ় 2. **यौगिक** যৌগিক 3. **योगरूढ़** যোগরূঢ়

1. रूढ़ शब्दों को विभाजित करने पर उनका कोई अर्थ नहीं रह जाता।

उदाः	आदमी	মানুষ	मानुष
	बिल्ली	বেড়াল	बेड़ाल
	कुर्सी	চেয়ার	चेयार
	औरत	মহিলা	महिला

2. **यौगिक** (যৌগিক) : यौगिक शब्दों को विभाजित करने पर भी उनके खंडों का अर्थ रहता है।

उदा : कार्यदर्शी কার্যদর্শী **(कार्यदर्शी), रसोईघर** রান্নাঘর **(रान्नाघर),** हिमालय হিমালয় हिमालय

3. **योगरुढ** (যোগরূঢ) : योगरुढ शब्दों के प्रकृति– प्रत्ययजात अर्थ को अस्वीकार न करते हुए भी उनसे कोई विशेष अर्थ ग्रहण किया जाता है।

उदाः चतुर्मुख চতুর্মুখ :(चतुर्मुख): साधारण अर्थ –जिसके चार मुँह हों। **विशेष अर्थः** ब्रम्हा (ব্রহ্মা)

. वायुनंदन বায়ুনন্দন **(वायुनंदन)**– साधारण अर्थ - वायु के पुत्र। **विशेष अर्थः** हनुमान (হনুমান)

6 वाक्य (Sentences) বাক্য

अब हम वाक्य के बारे में चर्चा करेंगे। शब्दों का वह समूह जो वक्ता के भाव को पूरी तरह से व्यक्त करता है, वाक्य कहलाता है।

उदा: मैं खेलता हूँ। আমি খেলছি। आमि खेलछि।
तुम कौन हो? তুমি কে? तुमि के?
गाय दूध देती है। গরু দুধ দেয়। गरु दूध देय।
मैं काम करता हूँ। আমি কাজ করছি। आमि काज करछि।

2. साधारण वाक्य में कर्ता, कर्म और क्रिया होती है।
कर्ता : जो काम करता है।
कर्म : जिसके ऊपर कार्य का प्रभाव पड़ता है।
क्रिया : कार्य

उदा : गाय दूध देती है। গরু দুধ দেয়। गरु दूध देय।
इस वाक्य में गाय (गरु) कर्ता, दूध कर्म और देती है (देय) क्रिया है।

3. कई बार वाक्य में कर्ता नहीं भी होता है।
उदा : सौम्या खेलती है। সৌম্যা খেলছে। सौम्या खेलछे।
इस वाक्य में सौम्या कर्ता और खेलती है (खेलछे) क्रिया है। इस वाक्य में कर्म का कोई उल्लेख नहीं है।

हम पढ़ते हैं। আমরা পড়ছি। आमरा पड़छि।
दूध सफेद है। দুধ সাদা আছে। दूध सादा आछे।
हमारा देश सुंदर है। আমাদের দেশ সুন্দর। आमादेर देश सुंदर।

4. जो वाक्य विपरीत या नकारात्मक अर्थ देते हैं उसमें नहीं (ना) शब्द का प्रयोग किया जाता है।
যে বাক্য বিপরীত বা নকারাত্মক অর্থ দেয় তাতে (না) শব্দ ব্যবহার করা হয়।

उदा : मैं घर नहीं जाता/जाती हूँ। আমি বাড়ি যাচ্ছি না। आमि बाड़ि जाच्छि ना।
तुम नहीं खेलते/खेलती हो। তুমি খেলছো না। तुमि खेलछो ना।

गठन या बनावट के आधार पर वाक्यों को तीन भागों में बाँटा गया है।

सरल वाक्य (Simple Sentence) সরল বাক্য, **मिश्रित वाक्य** (Complex Sentence) মিশ্র বাক্য, **संयुक्त वाक्य** (Compound Sentence) যৌগিক বাক্য।

1. **सरल वाक्य** (সরল বাক্য) : जिस वाक्य में एक कर्ता, कर्म और क्रिया होती है, उसे सरल वाक्य कहते हैं।

उदाः कल्याण काम करता है। কল্যাণ কাজ করে। **कल्याण काज करे।**

2. **मिश्रित वाक्य** (মিশ্র বাক্য): जिस वाक्य में एक प्रधान खंड वाक्य और एक या एक से अधिक गौण या आश्रित खंड वाक्य होते हैं उसे मिश्रित वाक्य कहते हैं।

उदा : मुझे सर दर्द हो रहा है, इसलिए मैं दफ्तर नहीं आ सकता।

আমার মাথা ব্যথা করছে তাই আমি আপিসে আসতে পারছি না।

आमार माथा व्यथा करछे ताइ आमि आफिसे आसते पारछि ना।

श्री लक्ष्मी ने कहा कि सुदर्शन अच्छा गायक है।

শ্রী লক্ষ্মী বলেছেন যে সুদর্শন ভাল গায়ক।

श्री लक्ष्मी बलेछेन जे सुदर्शन भालो गायक।

3. **संयुक्त वाक्य** (যৌগিক বাক্য) : योजक षब्दों की सहायता से एक या अधिक वाक्यों को जोड़कर बड़ा वाक्य गठित करने पर उसे संयुक्त वाक्य कहते हैं।

उदा : मै पीठापुरम जाऊँगा लेकिन खाना खाकर जाऊँगा।

আমি পিঠাপুরম যাব কিন্তু খেয়ে যাব।

आमि पीठापुरम जाबो किन्तु खेये जाबो।

वाच्य (Voice) वाच्य

प्रत्येक वाक्य में कर्ता (কর্তা), **(subject)**, कर्म (কর্ম) **(object)**, और क्रिया (ক্রিয়াপদ) **(verb)** होता है। उसका एक अर्थ या भाव होता है। क्रिया के अनुसार बांगला में तीन प्रकार के वाच्य होते हैं।

1. **कर्तृ वाच्य (Active Voice)** কর্তৃ বাচ্য

2. **कर्म वाच्य (Passive Voice)** কর্ম বাচ্য

3. **भाव वाच्य (Impersonal voice)** ভাব বাচ্য

1. **कर्तृ वाच्य (Active Voice)** কর্তৃ বাচ্য : इसमें कर्ता यानी कार्य को करनेवाले के संबंध में बताया जाता है।

उदा : नरसिंह राव पत्र लिख रहा है। নরসিংহ রাও চিঠি লিখছে। **नरसिंह राव चिठी लिखछे।**

मैं महाभारत पढ़ रहा हूँ। আমি মহাভারত পড়ছি। **आमि महाभारत पड़छि।**

1. **कर्म वाच्य (Passive Voice)** কর্ম বাচ্য : **इस वाच्य में कर्म अर्थात् कर्ता जो कार्य करता है उतके बारे में बताया जाता है।**

उदा : रावण राम के द्वारा मारा गया
রাবণ রামের দ্বারা বধ হল।
रावण रामेर द्वारा बध होलो।

काम गौरी के द्वारा किया गया।
কাজ গৌরী দ্বারা করা হয়েছে।
काज गौरी द्वारा करा हयेछे।

2. **भाव वाच्य (Impersonal Voice)** ভাব বাচ্য : **इस वाच्य में कर्ता या कर्म के बदले भाव की प्रधानता होती है।**

उदा : कुत्ता दौड़ नहीं सकता।
কুকুর দৌড়াতে পারে না।
कुकुर दउड़ाते पारे ना।

तुम से यह काम नहीं होगा।
এ কাজ তোমার দ্বারা হবে না।
ए काज तोमार द्वारा हबे ना।

৪

उपसर्ग (Prefix) উপসর্গ

जिन शब्दांशों को शब्द के पहले जोड़ कर नए–नए शब्दों की रचना की जाती है उन्हें उपसर्ग कहते हैं।

उदा : उप + नाम = उपनाम উপনাম

उप + वन = उपवन উপবন

सु– सुयोग, सुदिन, सुपुत्र

সু - সুযোগ, সুদিন, সুপুত্র

कु– कुमार्ग,कुसंगति,कुपुत्र

কু - কুমার্গ, কুসংগতি, কুপুত্র

अति–अतिशय, अतिरिक्त

অতি - অতিশয়, অতিরিক্ত

आ– आजीवन, आजन्म

আ- আজীবন, আজন্ম

उप– उपनाम, उपकार

উপ- উপনাম , উপকার

अप–अपवाद, अपमान

অপ- অপবাদ, অপমান

प्रति–प्रतिरोध, प्रतिग्रह

প্রতি- প্রতিরোধ,প্রতিগ্রহ

अनु–अनुमति, अनुज

অনু - অনুমতি, অনুজ

प्रत्यय (Suffix) প্রত্যয়

जिन शब्दांशों को शब्द के बादे जोड़ कर नए–नए शब्दों की रचना की जाती है, उन्हें प्रत्यय कहते हैं। प्रत्यय दो प्रकार के होते हैं।

1.**कृत प्रत्यय (Verbal Suffix)** কৃত প্রত্যয়

2.**तद्धित प्रत्यय (Noun Suffix)** তদ্ধিত প্রত্যয়

1. कृत प्रत्यय (Verbal Suffix) কৃত প্রত্যয়

उदाहरण: वाला, वान, अर्थ, अतीत
বালা, বান, অর্থ, অতীত

जानेवाला	জানেওয়ালা	**मिलनेवाला**	মিলনেওয়ালা
देखनेवाला	দেখনেওয়ালা	**करनेवाला**	করনেওয়ালা
दूधवाला	দুধওয়ালা	**गायवाला**	গায়ওয়ালা
धनवान	ধনবান		

नी	নী	**चटनी**	চটনী
या	য়া	**सौंदर्य**	সৌন্দর্য়
वट	বট	**रुकावट**	রুকাবট
आई	আই	**सुनाई**	সুনাই
ता	তা	**सज्जनता**	সজ্জনতা
इक	ইক	**सांस्कृतिक**	সাংস্কৃতিক
आल	আল	**ससुराल**	সসুরাল
अक्कड़	অক্কড়	**पियक्कड़**	পিয়ক্কড়

नी ने / নী নে

अब तक हमने व्याकरण के कई विषयों पर चर्चा की है। अब हम 'নে' 'ने' प्रत्यय के बारे में चर्चा करेंगे।

नियम–1 : 'নে' 'ने' का प्रयोग केवल भूतकाल में सकर्मक क्रिया के साथ किया जाता है।

नियम–2 : 'নে' 'ने' प्रत्यय 'নে' 'ने' काका ''ने'' নে প্রত্যয় ক্রিয়া, কর্ম, লিঙ্গ ও বচনের অনুয়ায়ী পরিবর্তিত হয়।

उदा: गौरी ने दो रोटियाँ खाईं। **राजी ने आम खाया।**

গৌ।রী দুটো রুটি খেয়েছে। রাজী আম খেয়েছে।

गौरी दुटो रुटि खेयेछे। **राजी आम खेयेछे।**

नियम–3: वर्तमान और भविष्यत् काल में 'নে' 'ने' का प्रयोग नहीं किया जाता है।

उदा : उसने सुना। **हमने देखा।**

সে সুনলো। আমরা দেখলাম।

से सुनलो। **आमरा देखलाम।**

सोमनाथ ने कुत्ते को देखा।

সোমনাথ কুকুরটিকে দেখলো।

सोमनाथ कुकुरटिके देखलो।

नियम–4 : নিয়ম: 'নে' **'ने' प्रत्यय के बाद ''लाए''** 'লায়ে' **''बोल''** 'বল' **''भूल''** 'ভুল' **''सक''** 'সক' **''लग''** 'লগ' **क्रिया का प्रयोग नहीं किया जाता है।**

उदा :

मैं एक पुस्तक लाया। আমি একটি বই এনেছি। **आमि एकटि बई एनेछि।**

मैंने अंग्रेजी सीखी। আমি ইংরেজী শিখলাম। **आमि इंग्रेजी सिखलाम।**

तुम इसका नाम भूल गए। তুমি এর নাম ভুলে গেছ। **तुमि एर नाम भूले गेछ।**

बच्चा तेलुगु में बोला। বাচ্চা তেলুগুতে কথা বলল। **बाच्चा तेलुगु ते कथा बलल।**

आपने पानी पिया। আপনি জল খেলেন। **आपनि जल खेलेन।**

10

विधिवाचक (Imperative Mood) বিধি বাচক

आदेश, आज्ञा, विनती को बोध कराने वाले क्रिया शब्दों को विधिवाचक कहा जाता है।

1. विधिवाचक क्रिया के साथ "তুম. আপ" ''तुम, आप'' जैसे सर्वनामों का प्रयोग किया जाता है।

2. आम तौर पर तू 'তু' शब्द का प्रयोग बच्चों या सेवकों के लिए किया जाता है।

3. मित्र, सहपाठी या बराबर वालों के लिए 'তুম' तुम शब्द का प्रयोग किया जाता है।

4. अगर कर्ता 'তু' हो तो क्रिया के मूल रूप का प्रयोग होता है।

उदा : ''तू कर'', ''तू देख'' "তু কর", "তু দেখ"

5. अगर कर्ता तुम 'তুম' हो तो मूल धातु के बाद ओ लगाया जाता है।

उदा : तुम करो। आप कीजिए (विनय पूर्वक)

তুমি করো। আপনি করুন। (বিনীত ভাবে)

तुमि करो। आपनि करुन। (बिनीत भाबे)

तुम मत जाओ। তুমি যেওনা। तुमि येओना।

आप मत कीजिए। আপনি করবেন না। आपनि करबेन ना।

मत करो (Do not) করবে না

इसके विपरीत अर्थ के लिए क्रिया के पहले मत का प्रयोग किया जाता है।

उदा : झूठ मत बोलो। मेरी बात मत भूलना। आप वहाँ मत जाइए।

মিথ্যা বলবে না। আমার কথা ভুলো না। আপনি ওখানে যাবেন না।

मिथ्या बलबे ना। आमार कथा भूलो ना। आपनि ओखाने जाबेन ना।

एक शब्द में व्यक्त करना—এক কথায় প্রকাশ

बांगला और हिन्दी दोनों भाषाओं में भाषा को चुस्त बनाने के लिए अनेक शब्दों के स्थान पर एक शब्द का प्रयोग किया जाता है। इसे वाक्य संकोचन कहते हैं।

1. जो कपड़े सिलता है	दर्जी	যে কাপড় শেলাই করে	দর্জী
2. जो खेती करता है।	किसान	যে চাষ করে	চাষী
3. जिसके पास पैर नहीं हैं	लंगड़ा	যার পা নেই	খোঁড়া
4. जो अनेक शास्त्रों का ज्ञान रखता है	पंडित,विद्वान	যে অনেক শাস্ত্র জানে	পণ্ডিত
5. जो मंदिर में पूजा करता है	पुजारी	যে মন্দিরে পুজো করে	পুজারি
6. विरह में व्याकुल स्त्री	विरहिणी	বিরহে ব্যাকুল স্ত্রী	বিরহিনী
7. जो अभिमान करता है	अभिमानी,घमंडी	যে অভিমান করে	অভিমানী
8. जो फल उत्पन्न करता है	फलप्रसु	যাহা ফল প্রসব করে	ফলপ্রসু
9. जो कोई काम नहीं करता	बेकार	যে কোন কাজ করে না	বেকার
10.प्रेम करने वाली स्त्री	प्रेमिका, प्रेयसी	যে মহিলা প্রেম করে	প্রেয়সি
11.जिसके पास गुण है	गुणी, गुणवान	যার গুণ আছে	গুণী
12.जो शत्रु का वध करता है	शत्रुघ्न	যে শত্রুর বধ করে	শত্রুঘ্ন
13.जो बोल नहीं सकता	मूक, गूंगा	যে কথা বলতে পারে না	বোবা
14. जो परिश्रम करता है	परिश्रमी, मेहनती	যে পরিশ্রম করে	পরিশ্রমী

12 समानार्थक शब्द (Synonyms) সমার্থক শব্দ

पुत्र	बेटा, सुत, तनुज	পুত্র	বেটা, সুত, তনুজ
पुत्री	बेटी, सुता, तनुजा	পুত্রী	বেটী, সুতা, তনুজা
पति	नाथ, स्वामी, भर्ता	পতি	নাথ, স্বামি, ভর্তা
पत्नी	स्त्री, भार्या, धर्मपत्नी	পত্নী	স্ত্রী, ভার্যা, ধর্মপত্নী
रुकावट	बाधा, अड़चन	রোড়া	বাধা, অড়চন
सम्राट	महाराज, नृप, भूपाल	সম্রাট	মহারাজ, নৃপ, ভুপাল
सुन्दर	खूबसूरत, रूपवान	সুন্দর	খুবসুরত, রূপবান
साहस	साहस, हिम्मत	সাহস	সাহস, হিম্মৎ
मौन	मौन, चुप्पी	মৌন	মৌন, চুপ্পী
संतुष्टि	संतोष, आनंद	সন্তুষ্টি	সন্তোষ, আনন্দ
असत्य	झूठ, मिथ्या	অসত্য	ঝূট , মিথ্যা
पागल	सिरफिरा, दीवाना	পাগল	শিরফিরা, দিবানা
बहुत	कई, अनेक	বহুত	কই, অনেক
दु:ख	दर्द, तकलीफ, पीड़ा	দুখ	দর্দ, তকলীফ, পীড়া
अस्वस्थ	बीमार, रोगी	অসুস্থ	বিমার, রোগী
सत्य	सच, खरा, वास्तविक	সত্য	সচ, খরা, বাস্তব
स्वस्थ	तंदुरुस्त, निरोगी	সুস্থ	তন্দুরুস্ত, রোগী

समानार्थक शब्द/ সমার্থক শব্দ

हिंदी की तरह बांगला में भी समानार्थक शब्द होते हैं। जैसे:–

उदा : रोना–पीटना– কান্না-কাটি , झगड़ना–झगड़ना– ঝগড়া-ঝাঁটি, मार–पीट– মার-পীট, गाली–गलौज– গালি-গলাজ, दोस्त–मित्र– বন্ধু-বান্ধব, -सगे–सम्बन्धी– আত্মীয়-পরিজন, बाल–बच्चे– বাচ্চা-কাচ্চা, घर–द्वार– ঘর-দুয়ার, आना–जाना– আসা-যাওয়া, गाना–बजाना– গান-বাজনা, जान–बूझकर– জেনে-শুনে।

13 विलोम शब्द (Antonyms) বিপরীতার্থক শব্দ

जब कोई शब्द में किसी अन्य शब्द के विपरीत अर्थ होता है तो उन दोनों शब्दों को विपरीतार्थक शब्द कहते हैं।

1.	मोटा	মোটা	x	पतला	পাতলা
2.	ऊपर	উপর	x	नीचे	নীচে
3.	पुण्य	পুণ্য	x	पाप	পাপ
4.	पास	কাছে	x	दूर	দুরে
5.	रात	রাত	x	दिन	দিন
6.	सुख	সুখ	x	दु:ख	দুঃখ
7.	धर्म	ধর্ম	x	अधर्म	অধর্ম
8.	नया	নতুন	x	पुराना	পুরানো
9.	आरंभ	আরম্ভ	x	अंत (शेष)	অন্ত (শেষ)
10.	कम	কম	x	अधिक	বেশি
11.	भूलना	ভোলা	x	याद रखना	মনে রাখা
12.	भय	ভয়	x	निर्भय	নির্ভয়
13.	आना	আসা	x	जाना	যাওয়া
14.	सच्चा	সাচ্চা	x	झूठा	ঝুঁঠা
15.	मालिक	মালিক	x	नौकर	চাকর
16.	सत्य	সত্য	x	असत्य	অসত্য
17.	प्रकाश	প্রকাশ	x	अंधकार	অন্ধকার
18.	बेचना	বেচা	x	खरीदना	কেনা
19.	खट्टा	টক	x	मीठा	মিষ্টি

20.	न्याय	ন্যায়	x	अन्याय	অন্যায়
21.	ग्राम	গ্রাম	x	शहर	শহর
22.	सफेद	সাদা	x	काला	কালো
23.	बड़ा	বড়	x	छोटा	ছোট
24.	प्रश्न	প্রশ্ন	x	उत्तर	উত্তর
25.	ग्रीष्म	গ্রীষ্ম	x	शीत	শীত
26.	आचार	আচার	x	अनाचार	অনাচার
27.	ऊँचा	উঁচু	x	नीचा	নিচু

14 द्विअर्थी शब्द–(Punning Words) দ্বর্থক শব্দ

कई शब्द एक से अधिक अर्थों में प्रयोग किए जाते हैं, इन्हें अनेकार्थी शब्द कहा जाता है।

उदा :

दो–দো मेरे पास दो रुपए हैं।
আমার কাছে দু টাকা আছে।
आमार काछे दु टाका आछे।

तुम अपनी किताब उसे दे दो।
তুমি নিজের বই তাকে দিয়ে দাও।
तुमि निजेर बोइ ताके दिये दाओ।

कि–की राजा ने कहा कि समुद्र में मोती मिलते हैं।
রাজা বললেন যে সমুদ্রে মুক্তা পাওয়া যায়।
राजा बललेन जे समुद्रे मुक्ता पाउआ जाय।

यह समाचार उसको मालुम है कि नहीं! (या)
একথা সে জানে কি না।
एकथा से जाने कि ना।

मान–মান कवि का सम्मान सभी देशों में होता है। (आदर)
সব দেশেই কবিদের সম্মান করা হয়। (সম্মান)
सब देशेइ कविदेर सम्मान करा हय। (आदर)

क्या वह मेरी बात मानेगा। (स्वीकार करना)
সে কি আমার কথা মানবে।
से कि आमार कथा मानबे।

भूल– ভুল: मैं तुम्हारा काम करना भूल गया। (भूल जाना)
আমি তোমার কাজ করতে ভুলে গেলাম।
आमि तोमार क़ाज करते भूले गेलाम।

मेरी यह भुल माफ करें। (भुल–चुक)
আমার ভুল মাফ করো।
आमार भुल माफ करो।

लाल– লাল   पद्मा हमेशा लाल कपड़े पहनती है। (लाल–रंग)

পদ্মা সব সময় লাল কাপড় পরে।

पद्मा सब समय लाल कापड़ परे।

हम सब भारत माता के लाल हैं। (लाल–बेटे)

আমরা ভারত মাতার সুপুত্র।

आमरा भारत मातार सुपुत्र।

सोना–সোনা :   सोना बहुत महँगा है (सोना–सुवर्ण)

সোনার অনেক দাম ।

सोनार अनेक दाम।

अधिक सोना अच्छा नहीं है (सोना–नींद में सोना)

বেশি ঘুমানো ভাল না।

बेशि घुमानो भालो ना।

कल–কল: कल मेरा भाई चेन्नई से आया (कल–बीता हुआ दिन)

কাল আমার ভাই চেন্নাই থেকেএসছে।

काल आमार भाई चेन्नाई थेके एसेछे।

कल मैं राजमुंदरी जाऊँगा (कल–आने वाला दिन)

কাল আমি রাজমুন্দরী যাব।

काल आमि राजमुंदरी जाबो।

उत्तर– উত্তর   भारत के उत्तर में हिमालय पर्वत है (उत्तर–दिशा)

ভারতের উত্তর প্রান্তে হিমালয় রয়েছে।

भारतेर उत्तर प्रान्ते हिमालय रयेछे।

मेरे प्रश्न का उत्तर दो (उत्तर–जवाब)

আমার প্রশ্নের উত্তর দাও।

आमारे प्रश्नेर उत्तर दाओ।

जल–জল   कल मेरे गाँव में तीस घर जल गए (जल–जलना)

কাল আমাদের গ্রামে ত্রিশটি বাড়ি পুড়ে গেছে।

काल आमादेर ग्रामे त्रिसटी बाड़ि पुड़े गेछे।

गंगा के जल को पवित्र माना जाता है (जल–पानी)

গঙ্গার জলকে পবিত্র বলা হয়।

गंगार जल के पवित्र बला हय।

15 द्विरुक्त शब्द (Double stressed words) দ্বিরুক্ত শব্দ

हिंदी की तरह बांगला में भी एक ही शब्द का प्रयोग किया जाता है। इन शब्दों को विशेष्य (नामवाचक) सर्वनाम, क्रिया, विशेषण, क्रिया–विशेषण इत्यादि रूप होते हैं।

1. **द्विरुक्त संज्ञा–দ্বিরুক্ত বিশেষ্য**

उदा : फूल ही फूल– ফুলে-ফুলে, घर–घर में–ঘরে-ঘরে, टुकड़े–टुकड़े–টুকরো-টুকরো, जल ही जल–জলে-জলে, बात–बात में–কথায়-কথায়।

2. **द्विरुक्त सर्वनाम–দ্বিরুক্ত সর্বনাম**

कोई–कोई–কেউ-কেউ, कुछ न कुछ–কিছু না কিছু, किसी–किसी को–কাউ-কাউকে, किस–किस को–কাকে-কাকে, खुद ब खुद, अपने–आप–নিজে-নিজে।

3. **द्विरुक्त विशेषण–দ্বিরুক্ত বিশেষণ**

मोटे–मोटे–মোটা-মোটা, **कम–कम,** (अल्प–अल्प, थोड़ा–थोड़ा)–কম-কম, छोटा–छोटा–ছোটো-ছোটো, मीठा–मीठा (मधुर–मधुर)–মিষ্টি-মিষ্টি, कुछ–कुछ–কিছু-কিছু।

4. **द्विरुक्त क्रिया–দ্বিরুক্ত ক্রিয়া ক্ষ্ম**

आते–आते–আসতে-আসতে, डरते–डरते–ভয়ে-ভয়ে, पढ़ते–पढ़ते–পড়তে-পড়তে, रोते–रोते–কাঁদতে-কাঁদতে, हँसते–हँसते–হাঁসতে-হাঁসতে जाते–जाते–যেতে-যেতে, करते–करते–করতে-করতে, तैरते–तैरते–তৈরতে-তৈরতে।

5. **द्विरुक्त क्रिया विशेषण–দ্বিরুক্ত ক্রিয়াবিশেষণক্ষ্ম**

कभी–कभी: কখনো-কখনো, कहीं न कहीं: কোথাও না কোথাও, जब–जब–तब–तब : যখন-যখন-তখন-তখন, जहाँ–जहाँ–वहाँ–वहाँ: যেখানে-যেখানে-সেখানে-সেখানে, ज्यों–ज्यों – त्यों–त्यो : যেমন-যেমন-তেমন-তেমন।

16 सन्धि (Union) সন্ধি

दो वर्णों के मेल से जो शब्द उत्पन्न होता है उसे सन्धि कहते हैं।

दश + अवतार =दशावतार　　দশ+অবতার= দশাবতার

अक्षर + अभ्यास = अक्षराभ्यास　　অক্ষর+অভ্যাস=অক্ষরাভ্যাস

सन्धि को तीन भागों में विभाजित किया गया है। स्वर सन्धि, व्यंजन सन्धि और विसर्ग सन्धि।

1. स्वर सन्धि **(Union of Vowel)** স্বর সন্ধি : दो स्वरों के मेल से जो परिवर्तन या शब्द उत्पन्न होता है उसे स्वर सन्धि कहते हैं। स्वर सन्धि तीन प्रकार की होती है– गुण सन्धि, यण सन्धि और वृद्धि सन्धि।

गुण सन्धि (গুণ সন্ধি): अ या आ के बाद इ या ई ए आने पर दोनों मिलकर ए हो जाते हैं।

उदा : महा + इंद्र = महेंद्र : মহা+ইন্দ্র= মহেন্দ্র ,राज + इंद्र = राजेंद्रः রাজ+ইন্দ্র= রাজেন্দ্র

इ, ई, उ, ऊ के बाद इ, ई, उ, ऊ के आने पर दोनों मिलकर ई या ऊ में परिवर्तित हो जाते हैं। इसे दीर्घ सन्धि कहते हैं।

वृध्दि संधि (বৃদ্ধি সন্ধি): अ या आ के बाद ए या ऐ आने पर वह ऐ में परिवर्तित हो जाता है। इसे वृद्धि सन्धि कहते हैं।

उदा : एक + एक = एकैक　এক+এক=একৈক

लिंग + ऐक्य = लिंगैक्यলিঙ্গ+ঐক্য=লিঙ্গৈক্য

यण संधि (য়ণ সন্ধি): इ के बाद आ आने पर वह य में परिवर्तित हो जाता है। इसे यण सन्धि कहते हैं।

उदाः इति + आदि = इत्यादि　　ইতি+আদি= ইত্যাদি

अनु + एषण = अन्वेषण　　অনু+এষণ= অন্বেষণ,

यदि + अपि = यद्यपि　　যদি+অপি= যদ্যপি

2. व्यंजन संधि (ব্যঞ্জন সন্ধি) **(Consonant Compromise)**: दो व्यंजनों के मेल से होने वाले परिवर्तन को व्यंजन संधि कहते हैं।

उदा : वाक् + दान = वाग्दान　　বাক্+দান=বাগ্দান

वाक् + ईश = वागीश বাক্ +ঈশ= বাগীশ

3.**विसर्ग संधि** (বিসর্গ সন্ধি) : विसर्ग के बाद स्वर या व्यंजन के आने पर उसे विसर्ग सन्धि कहते हैं।

उदा: निः+ चल = निश्चल নিঃ+চল=নিশ্চল

अंतः + करण = अंतःकरण অন্তঃ+ করণ=অন্তঃকরণ

कहावतें (Proverbs) প্রবাদ-প্রবচন

हर भाषा में अपनी कहावतें या लोकोक्तियाँ होती हैं यहाँ बांगला की कुछ कहावतें दी जा रही हैं।

মেঘ না চাইতেই জল
बादल मांगते ही बरसात
मेघ ना चाइतेइ जल।

নিজের হাথ জগন্নাথ
अपना हाथ जगन्नाथ
निजेर हाथ जगन्नाथ

অতি লোভে তাঁতি নষ্ঠ
अधिक लोभ नाश का कारण बनता है।
अति लोभे ताँति नष्टो

জা চকচক করে তাই সোনা নয়
चमकने वाली हर वस्तु सोना नहीं होती
जा चकचक करे ताइ सोना नय

গাছে কাঁঠাল গোঁফে তেল
पेड़ पर कटहल मूँछों पर तेल
गाछे कांठाल गोंफे तेल

চোরের মায়ের বড় গলা
अक्सर दोषी ही अधिक चिल्लाते हैं।
चोरेर मायेर बड़ो गला

ছাই ফেলতে ভাঁগা কুলো
आवश्यकता पड़ने पर छोटा काम करना
छाइ फोलते भांगा कुलो

ছেড়ে দে মা কেঁদে বাঁচি
विपत्ति या अप्रिय परिस्थिति से निकलने की व्याकुलता
छेड़े दे माँ केंदे बांचि

জলে কুমীর ডাঙায় বাঘ
आगे कुँआ पीछे खाई
जले कुमीर डाङाय बाघ

ঝোপ বুঝে কোপ মারা
अवसर देखकर काम बनाना
झोंप बुझे कोप मारा

ডুবে-ডুবে জল খাওয়া
डुबकी लगाकर पानी पीना
डुबे–डुबे जल खावा

তেলে বেগুনে জ্বলে ওঠা
बहुत गुस्से में होना
तेले बेगुने जले उठा

কানা ছেলের নাম পদ্মলোচন
आँख का अंधा नाम नयनसुख
काना छेलेर नाम पद्मलोचन

নিজের চরকায় তেল দেওয়া
अपने काम से काम रखना
निजेर चरकाय तेल देउया

ফুলের ঘায়ে মুর্ছা যাওয়া
सामान्य परिश्रम से बेदम हो जाना
फुलेर घाये मुर्छा जाउया

ঢাকের দায়ে মনসা বিকানো
अत्यधिक आडम्बर में मूल वस्तु को खो देना
ढाकेर दाये मनसा बिकानो

মশা মারতে কামান দাগা
मच्छर मारने के लिए तोप चलाना
मशा मारते कामान दागा

আকাশ- পাতাল এক করা।
आकाश पाताल एक करना।
आकाश पाताल एक करा

নিজের ঢাক নিজে পেটানো।
अपनी—अपनी ढपली अपना अपना राग।
निजेर ढाक निजे पेटानो

জোর যার মুল্লুক তার
जिसकी लाठी उसकी भैंस
जोर जार मुल्लुक तार

কাঁটা দিয়ে কাঁটা তোলা
काँटे से काँटा निकालना
काँटा दिये काँटा तोला

জোঁকের মুখে নুন পড়া
जोंक के मुँह पर नमक डालना
जोंकेर मुखे नून पड़ा

দশের লাঠি একের বোঝা
दस की लाठी एक का बोझ
दसेर लाठी एकेर बोझा

নিজের পায়ে কুড়ুল মারা
अपने पैर पर कुल्हाड़ी मारना
निजेर पाये कुड्डुल मारा

এক মাঘে শীত যায় না
एक माघ में जाड़ा नहीं जाता
एक माघे शीत जाय ना

আপনি বাঁচলে বাপের নাম
खुद बचें तो औरों को याद करें
आपनि बांचले बापेर नाम

অতি চালাকের গলায় দড়ি
अत्यधिक चालाकी से अपना ही नुकसान करना
अति चालाकेर गलाय दड़ि

অহংকারে মাটিতে পা না পড়া
जमीन पर पैर न पड़ना
अहंकारे माटिते पा ना पड़ा

অল্প বিদ্যা ভয়ংকরি
नीम हकीम खतरे जान
अल्प विद्या भयंकरि

উড়ে এসে জুড়ে বসা
मान न मान मैं तेरा मेहमान
उड़े एसे जुड़े बसा

এক ঢিলে দুই পাখি মারা
एक तीर से दो शिकार
एक ढिले दुई पाखी मारा

গাছে তুলে মই কেড়ে নেওয়া
पेड़ पर चढ़ाकर सीढ़ी खींच लेना
गाछे तुले मई केड़े नेया

ঘোড়ায় জিন দিয়ে আসা
घोड़े पर जिन कस कर आना
घोड़ाय जिन दिये आसा

ঘর পোড়া গোরু সিঁদুরে মেঘ দেখলে ডরায়
जिस गाय का तबेला जला हो वह सिंदूरी बादल देख कर भी डरती है
घर पोड़ा गोरु सिंदुरे मेघ देखले डराय

চোরের সাক্ষী গাঁটকাটা
चोर का गवाह गिरहकट
चोरेर साक्षी गाँटकाटा

জুতো সেলাই থেকে চণ্ডীপাঠ
हर तरह का काम करना
जुतो सेलाइ थेके चंडीपाठ

18 मुहावरे (Idioms) বাগ্‌ধারা

দুমুখো সাপ	दो मुँहा साँप	दुमुखो साप
একাই একশ	अकेले सौ के बराबर	एकाई एकसो
চোখে চোখে রাখা	निगाह रखना	चोखे–चोखे राखा
দু নৌকোয় পা	दो नाव पर पैर रखना	दु नौकाय पा
নয়নের মণি	आँखों का तारा	नयनेर मनि
ডুবে ডুবে জল খাওয়া	डुबकी लगा कर पानी पीना	डुबे–डुबे जल खावा
ঢাক পিটানো	ढोल पीटना	ढाक पिटानो
পথের কাঁটা	रास्ते का काँटा	पथेर काँटा
বাঁ হাতের ব্যাপার	बाँयें हाथ का खेल	बाँ हातेर व्यापार
বুড়ো আঙ্গুল দেখানো	अंगूठा दिखाना	बुड़ो आंगुल देखानो
ব্যাঙের সর্দি	मेंढकी को जुकाम	बेंगेर सर्दी
অন্ধ সাজা	अंधा बनना	अंधो साजा
অন্ধের লাঠি	अंधे की लाठी	अंधेर लाठी
আগুন উগলানো	अंगार उगलना	आगुन उगलानो
আগুনের বর্ষা	अंगार बरसना	आगुनेर बर्षा
চিৎ করা	चित्त करना	चित्त करा
চিমটি কাটা	चुटकी लेना	चिमटी काटा
মুখ লোলা হয়ে যাওয়া	चेहरा उतरना	मुख लोला हये जावा
বুকে হাত রাখা	छाती थाम कर रह जाना	बुके हाथ राखा
বুক ধড়ফড় করা	छाती धड़कना	बुक धड़फड़ करा

মনকে শক্ত করা	छाती पर पत्थर रखना	मन के शक्त करा
বুক চিতিয়ে রোজগার	छाती फाड़कर कमाना	बुक चितिये रोजगार
হাওয়ায় কেল্লা বানানো	हवाई किले बनाना	हाउयाय केल्ला बनानो
টাল বাহানা করা	अगर मगर करना	टाल--बाहाना करा
আগুনে ঘী দেওয়া	आग में घी डालना	आगुने घी देउया
লুকানো শত্রু	आस्तीन का साँप	लुकानो शत्र
কাজ হাসিল করা	काम बनाना	काज हासिल करा
জান বাজি রাখা	जान पर खेलना	जान बाजि राखा
এদিক ওদিক করা	तीन तेरह करना	एदिक ओदिक करा
আঁচল পেতে দেওয়া	आंचल पसारना	आंचल पेते देउया
লজ্জায় লাল হয়ে যাওয়া	पानी–पानी होना	लज्जाय लाल हउया
আকাশ থেকে পড়া	आसमान से गिरना	आकाश थेके पड़ा
অহিনকুল সম্বন্ধ	साँप–नेवले का संबंध	अहिनकुलेर संबंध
ইঁচড়ে পাকা	कम उमर में बड़ा बनना	ईंचड़े पाका
অমাবস্যার চাঁদ	दुर्लभ वस्तु	अमावस्यार चाँद

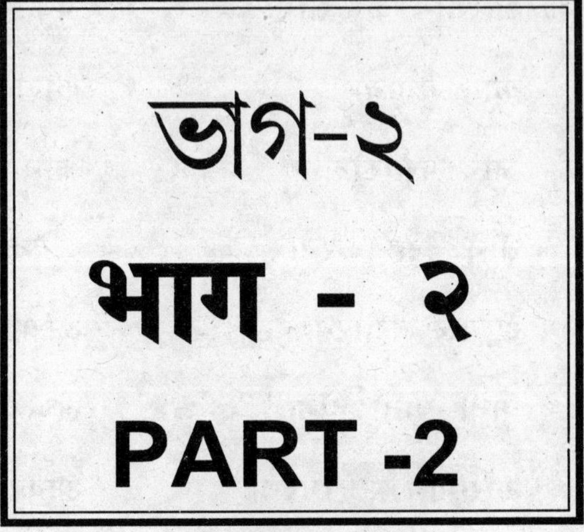

Scan me

पृष्ठ संख्या 95 से 112 की विषय-सामग्री ऑनलाइन
https://www.dropbox.com/scl/fi/2fjnd5lnk3na0z6kcu7xh/70102S-9789350571699-LEARN-BANGLA-THROUGH-HINDI-PART-2.pdf?rlkey=8iblsb3l70m0wpnwumfxkr2vz&st=kx8mrzk8&dl=0
पर उपलब्ध है।

ভাগ-৩

भाग - ३

PART - 3

प्रश्नवाचक संभाषण (Question Tag Conversations)

প্রশ্নবাচক সম্ভাষণ

बांगला सीखने के लिए प्रश्न करने का तरपका सीखना जरूरी है। सुबह उठने के लबमावद से हमारा जीवन मानो प्रशनों के साथ हप आरंभ होता है। नीचे कुछ प्रशनवाचक वाक्य दिए गए हैं, इन्हे सीखने के बाद आप अत्छी तरह से बांगला बोल सकेंगे।

हिन्दी शब्द	বাংলা শব্দ	बांगला उच्चारण
Hindi Word	Bangla Word	Bangla Pronunciation
क्या?	কি?	कि?
कैसे?	কি করে?	कि करे ?
कहाँ?	কোথায়?	कोथाय?
कितना?	কতো?	कतो?
क्यों?	কেনো?	केनो?
कब?	কখন?	कखन?
कौन?	কে?	के?
कौन सा?	কোনটি?	कोनटि?
किसको?	কাকে?	काके?
किनको?	কাদের?	कादेर?
तभी	তখন	तखन
कहाँ पर?	কোন জায়গায়	कोन जायगाय?

अब आप छोटी–छोटी बातें बोलना सीखें–

छोटी–छोटी बातें (Small Small Words) ছোটো ছোটো কথা

	বাংলা শব্দ	हिन्दी शब्द	बांगला उच्चारण
	Bangla Word	**Hindi Word**	**Bangla Pronunciation**
1	চুপ।	चुप	चुप।
2	চুপ করুন।	चुप रहिए।	चुप करुन।
3	শুনুন।	सुनिए।	शुनुन।
4	বুঝে নিন।	समझ लीजिए।	बुझे निन।
5	এখানেই অপেক্ষা করুন।	यहीं प्रतीक्षा कीजिए।	एखानेइ अपेक्षा करुन।
6	ভুলো না।	भूलना नहीं।	भूलो ना।
7	এদিকে আসুন।	इधर आइए।	एदिके आसुन।
8	বাইরে যান।	बाहर जाइए।	बाइरे जान।
9	সামনে দেখুন।	सामने देखिए।	सामने देखुन।
10	পিছন তাকাবে না।	पीछे मत देखो।	पिछने ताकाबे ना।
11	পাশে কি আছে ?	बगल में क्या है?	पासे कि आछे ?
12	তাড়াতাড়ি আসুন।	जल्दी आइए।	ताड़ाताड़ि आसुन।
13	নীচে আসুন।	नीचे आइए।	नीचे आसुन।
14	উপরে যান।	ऊपर जाइए।	उपरे जान।
15	আমায় দেখতে দাও।	मुझे देखने दो।	आमाय देखते दाओ।
16	বসুন।	बैठिए।	बसुन।
17	দাঁড়িয় থাকুন।	खड़े रहिए।	दांड़िए थाकुन।
18	এটা কি?	यह क्या है?	एटा कि?
19	চা খান।	चाय पीजिए।	चा खान।
20	মুখ ধুয়ে নাও।	मुँह धो लो।	मुख धुए नाओ।
21	তাকে ডাক।	उसे बुलाओ।	ताके डाको।
22	এইটাকে সরাও।	इसे हटाओ।	एइटा के सराओ।
23	আমায় ছাড়।	मुझे छोड़ो।	आमाय छाड़ो।
24	কথা বল না।	बोलो मत।	कथा बोलो ना।
25	আমায় বল।	मुझे बताओ।	आमाय बलो।
26	আমার লাগবে না।	मुझे नहीं चाहिए।	आममार लागबे ना।
27	আমার জল চাই।	मुझे पानी चाहिए।	आमार जल चाइ।
28	ওদের দুধ চাই।	उन्हें दुध चाहिए।	ओदेर दुध चाइ।

কি ? (What) क्या?

1	কি ব্যাপার?	क्या बात है ?	कि व्यापार?
2	এটা কি?	यह क्या है ?	एटा कि?
3	তার নাম কি?	उसका नाम क्या है?	तार नाम कि?
4	এর মানে কি?	इसका क्या अर्थ है?	एर माने कि।
5	আপনার কি হল?	आपको क्या हुआ?	आपनार कि होलो?
6	এখন কটা বাজে?	अभी कितने बजे है?	एखन क टा बाजे?
7	তুমি এখন কি কর।	तुम अभी क्या करते हो?	तुमि एखन कि करो?
8	সেটা কি?	वह क्या है?	से टा कि?
9	আপনি তাকে কি বললেন?	आपने उससे क्या कहा?	आपनि ताके कि बललेन?
10	তুমি কি কিনতে চাও?	तुम क्या खरीदना चाहते हो?	तुमि कि किनते चाओ?
11	আমি কি করব?	मैं क्या करूँगा?	आमि कि कोरबो?
12	তুমি কি কর?	तुम क्या करते हो?	तुमि कि करो?
13	আমি পালাচ্ছি তাতে তোমার কি?	मैं भाग रहा हूँ तो तुम्हें क्या?	आमि पालाच्छि ताते तोमार कि?

কে? (Who) कौन

1	আপনি কে?	आप कौन हैं?	आपनि के?
2	তুমি কে?	तुम कौन हो?	तुमि के?
3	আমি কে?	मैं कौन हूँ?	आमि के?
4	আপনি কাকে চান?	आपको कौन चाहिए?	आपनि काके चान?
5	উনি কাকে চান?	उनको कौन चाहिए?	उनि काके चान?
6	উনি কে?	वह कौन हैं?	उनि के?
7	এই বাড়িতে কে কে থাকে?	इस घर में कौन–कौन रहता है?	एइ बाड़िते के–के थाके?
8	এই মোটা ছেলেটা কে?	यह मोटा लड़का कौन है?	ए मोटा छेले चा के?
9	এই জমির মালিক কে?	इस जमीन का मालिक कौन है?	एइ जमीर मालिक के?
10	আপনার পরিবারের কর্ত্তা কে?	आपके परिवार में बड़ा कौन है?	आनार परिवारेर कर्ता के?
11	এটা জিজ্ঞেস করার আপনি কে?	यह प्रश्न पूछनेवाले आप कौन है?	एटा जिज्ञेस करार तुमि के?
12	এই গলিতে কে তোমার বন্ধু?	इस गली में तुम्हारा दोस्त कौन है?	एइ गलिते तोमार बंधु के?
13	সে তোমায় কি বলে?	वह तुम्हें क्या कहता है?	से तोमाय कि बले?
14	আজকের মিটিংএ কে কে বক্তব্য রাখবে?	आज की सभा में कौन–कौन भाषण देगा?	आजकेर मिटिंगे के–के व्क्तव्यो राखबे?
15	কে তোমার বোন?	तुम्हारी बहन कौन है?	के तोमार बोन?

16	আমার সাথে কথা বলার তুমি কে?	मुझसे बात करने वाले तुम कौन हो?	आमार साथे कथा बलार तुमि के?
17	এরা কার সন্তান?	ये किसके बच्चे हैं?	एरा कार सन्तान?
18	এ পুতুলগুলি কার?	ये किसकी गुड़ियाँ हैं?	ए पुतुलगुलि कार?
19	এটি কার বই?	यह किसकी किताब है?	एटि कार बइ?
20	সে তোমার কে?	वह तुम्हारा कौन है?	से तोमार के?

কেন ? (Why) क्यों?

1	তুমি আমার বাড়ি এসেছ কেন?	तुम मेरे घर क्यों आए हो?	तुमि आमार बाड़ि एसेछो केनो?
2	আসবো না কেন?	क्यों न आऊँ?	आसबो ना केनो?
3	তুমি রাগ করছ কেন?	तुम नाराज क्यों होते हो?	तुमि राग करछो केनो?
4	তুমি তেলুগু শিখলে কেন?	तुमने तेलुगु क्यों सीखी?	तुमि तेलुगु शिखले केनो?
5	তুমি কেন শেখনি?	तुमने क्यों नहीं सीखी?	तुमि केनो शेखो नि?
6	আপনি ওখানে গেলেন কেন?	आप वहाँ क्यों गए?	आपनि ओखाने गेलेन केनो?
7	আজ আপনি আসেননি কেন?	आज आप आए क्यों नहीं?	आज आपनि आसेन नि केनो?
8	তুমি রোজ রোজ আপিস যাও কেন?	तुम रोज–रोज ऑफिस क्यों जाते हो?	तुमि रोज–रोज आपिस जाओ केनो?
9	মহিলাটি জোরে জোরে কথা বলছে কেন?	वह औरत जोर–जोर से क्यों बोल रही है?	महिलाटि जोरे–जोरे कथा बलछे केनो?
10	তুমি খেললে না কেন?	तुम खेले क्यों नहीं?	तुमि खेलले ना केनो?
11	আপনি এত দেরী করলেন কেন?	आपने इतनी देर क्यों की?	आपनि एतो देरी करलेन केनो?
13	আপনি ওনার সাথে কথা বললেন না কেন?	आपने उनसे बात क्यों नहीं की?	आपनि उनार साथे कथा बललेन ना केनो?
14	তুমি তার সাথে দেখা করলে না কেন?	तुम उनसे क्यों नहीं मिले?	तुमि ओर साथे देखा करले ना केनो?
15	আমি তোমায় কেন জবাব দেব?	मैं तुम्हें जवाब क्यों दूँ?	आमि तोमाय केनो जबाब देबो?
16	সে কেন হাসছে?	वह क्यों हँस रहा है?	से केनो हासछे?
17	আমায় কেন?	मुझे क्यों?	आमाय केनो?
18	সে চাকরী ছাড়ল কেন?	उसने नौकरी क्यों छोड़ी?	से चाकरी छाड़लो केनो?
19	তুমি পালাচ্ছ কেন?	तुम भाग क्यों रहे हो?	तुमि पालाच्छो केनो?

20	তুমি সোজা জবাব দাও না কেন?	तुम सीधा उत्तर क्यों नहीं देते?	तुमि सोजा जवाब दाओ ना केनो?
21	আপনি আমায় বাঁচালেন।	आपने मुझे बचा लिया।	आपनि आमाय बाचालेन।

কোথায় ? (Where) कहाँ

আপনি কোথায় থাকেন?	आप कहाँ रहते है?	आपनि कोथाय थाकेन?
আমরা কোথায় থাকি?	हम कहाँ रहते हैं?	आमरा कोथाय थाकि?
তারা কোথায় থাকে?	वे लोग कहाँ रहते हैं?	तारा कोथाय थाके?
তোমার স্কুল কোথায়?	तुम्हारा स्कूल कहाँ है?	तोमार स्कूल कोथाय?
আমি কোথায় যাব?	मैं कहाँ जाऊँगा?	आमि कोथाय जाबो?
তুমি কোথায় যাবে?	तुम कहाँ जाओगे?	तुमि कोथाय जाबे?
আপনার গাড়ি কোথায় রাখতে হবে?	आपकी गाड़ी कहाँ रखनी होगी?	आपनार गाड़ि कोथाय राखते हबे?
তুমি কোথায় কাজ কর?	तुम कहाँ काम करते हो?	तुमि कोथाय काज करो?
তুমি কোথায় কাজ করছ?	तुम कहाँ काम कर रहे हो?	तुमि कोथाय काज करछो?
তুমি কোথা থেকে দেখো?	तुम कहाँ से देखते हो?	तुमि कोथा थेके देखो ?
আমরা কোথায় দেখা করব?	हम कहाँ मिलेंगे?	आमरा कोथाय देखा कोरबो?
তুমি ওর সাথে কোথায় দেখা কর?	तुम उससे कहाँ मिलते हो?	तुमि ओर साथे कोथाय देखा करो?
তুমি এত টাকা কোথায় পেলে?	इतने रुपए तुम्हें कहाँ से मिले?	तुमि एतो टाका कोथाय पेले?
আপনার বাড়ি কোথায়?	आपका घर कहाँ है?	आपनार बाड़ि कोथाय?

কি করে ? (How) कैसे

আপনি কি করে যাবেন?	आप कैसे जाएँगे?	आपनि कि करे जाबेन?
তুমি কি করে যাও?	तुम कैसे जाते हो?	तुमि कि करे जाओ?
আমি কি করে যাবো?	मैं कैसे जाऊँगा?	आमि कि करे जाबो?
তারা কি করে যাবে?	वे लोग कैसे जाएँगे?	तारा कि करे जाबे?
আপনারা কি করে যাবেন?	आपलोग कैसे जाएँगे?	आपनारा कि करे जाबेन?
আমি কি করে জানব?	मुझे कैसे पता होगा?	आमि कि करे जानबो?
তুমি কি করে জানলে?	तुमको कैसे पता चला?	तुमि कि करे जानले?
আমি তোমায় কি করে দেব?	मैं तुम्हें कैसे दूँ?	आमि तोमाय कि करे देबो?
তারা কি করে দেবে?	वे लोग कैसे देंगे?	तारा कि करे देबे?
সে কি করে গ্রামে যাবে?	वह गाँव कैसे जाएगा?	से कि करे ग्रामे जाबे?
বিবাহ কি করে হল?	विवाह कैसे हुआ?	विवाह कि करे होलो?

আপনি খাচ্ছেন কি করে?	आप खा कैसे रहे हैं?	आपनि कि करे खाच्छेन?
আমি কি করে চা করব?	मैं चाय कैसे बनाऊँगा?	आमि कि करे चा कोरबो?
কি করে তরকারি কিনব?	सब्जी कैसे खरीदूँ?	कि करे तरकारी किनबो?
তুমি কেমন আছ?	तुम कैसे हो?	तुमि केमन आछो?
লেখাপড়া কেমন চলছে?	पढ़ाई–लिखाई कैसी चल रही है?	लेखा–पड़ा केमन चलछे?
কাজকর্ম কেমন চলছে?	काम धंधा कैसा चल रहा है?	काजकर्म केमोन चलछे?
রাঁধুনি কেমন আছে?	खाना बनाने वाली कैसी है?	राँधुनि केमन आछे?

কখন? (When) कब

তুমি কখন ওঠ?	तुम कब उठते हो?	तुमि कखन ओठो?
আমার কখন ওঠা উচিত?	मुझे कब उठना चाहिए?	आमार कखन ओठा उचित?
কখন ওঠা ভাল?	कब उठना ठीक है?	कखन ओठा भालो?
কখন যাওয়া ঠিক হবে?	कब जाना ठीक रहेगा?	कखन जावा ठीक हबे?
তুমি কখন আসবে?	तुम कब आओगे?	तुमि कखन आसबे?
আপনি কখন যাবেন?	आप कब जाएँगे?	आपनि कखन जाबेन?
আমি কখন যাব?	मैं कब जाऊँगा?	आमि कखन जाबो?
আপনার মেয়ের বিবাহ কবে।	आपकी बेटी का विवाह कब है?	आपनार मेयेर विवाहो कबे?
আমি কখন বাড়ি যাব?	मैं घर कब जाऊँगा?	आमि कखन बाड़ि जाबो?
আমি কবে থেকে কাজ আরম্ভ করতে পারি?	मैं कब से काम आरंभ कर सकता हूँ?	आमि कबे थेके काज आरम्भो करते पारि?
আপনি কখন আফিসে যাবেন?	आप आफिस कब जाएँगे?	आपनि कखन आपिसे जाबेन?
আমরা কবে যাব?	हम कब जाएँगे?	आमरा कखन जाबो?
আমরা কবে বিয়ে করব?	हम विवाह कब करेंगे?	आमरा कखन बिये कोरबो?
আমরা খাব কখন?	हम खाना कब खाएँगे?	आमरा खाबो कखन ?
সে কখন করল?	उसने कब किया?	से कखन करलो?
কখন হবে?	कब होगा?	कखन हबे?
আপনার বিয়ে কবে হবে?	आपका विवाह कब होगा?	आपनार बिये कखन हबे?
ছুটি কবে পড়বে?	छुट्टी कब होगी?	छुटि कबे पड़बे?

কত? (How many ? / How much ?) कितना

এক টাকায় কত পয়সা?	एक रुपए में कितने पैसे होते हैं?	एक टाकाय कतो पयसा हय?
এক কোটিতে কটা শূন্য থাকে?	एक करोड़ में कितने शून्य होते हैं?	एक कोयिते कटा शून्यो थाके?

আপনার বয়স কত?	आपकी उम्र क्या है?	आपनार बयस कतो ?
তুমি সকাল বেলা কটা ইডলী খেতে পার?	तुम सुबह के समय कितनी इडली खा सकते हो?	तुमि सकाल बेला कटा इडली खेते पारो?
তুমি রোজ কটায় আপিস যাও?	तुम रोज कितने बजे आफिस जाते हो?	तुमि रोज कटाय आपिस जाओ?
তুমি রোজ কত কাজ কর?	तुम रोज कितना काम करते हो?	तुमि रोज कतो काज करो?
তোমার কত লাগবে?	तुमको कितना चाहिए?	तोमार कतो लागबे ?
রামধনুতে কটা রঙ আছে?	इन्द्रधनुष में कितने रंग होते हैं?	रामधनुते कटा रंग आछे?
তুমি রোজ কত বার খাও?	तुम रोज कितनी बार खाते हो?	तुमि रोज कतो बार खाओ?
সজ্জী কত করে দিচ্ছ?	सब्जी कैसे दे रहे हो?	सब्जी कतो कर दिच्छो?
তুমি কি বোঝ?	तुम क्या समझते हो?	तुमि कि बोझो ?

अबतक आपने क्या, क्यों कहाँ (কি, কেন, কোথায়) इत्यादि प्रश्नवाचक शब्द सीखे अब आदेशवाचक वाक्य देखिए।

ওটা কে এদিকে রাখ।	उसे यहाँ रख दो।	ओटा के एदिके राखो।
তাড়াতাড়ি এসো।	जल्दी आओ।	ताड़ाताड़ि एसो।
আপনি কি বোঝেন?	आप क्या समझते हैं?	आपनि कि बोझेन?
আস্তে যাও।	धीरे–धीरे जाओ।	आस्ते जाओ।
এটাকে সামলাও।	इसे सम्भालो।	एटा के सामलाओ।
চুপ করে থাক।	चुप रहो।	चुप करे थाको।
এদিকে এসো।	इधर आओ।	एदिके एसो।
চুপ কর।	चुप रहो।	चुप करो।
এদিকে তাকাও।	इधर देखो।	एदिके ताकाओ।
তাকাও।	देखो	देखो।
ছাড়ুন।	छोड़ो।	छाड़ुन।
এটা সরান।	इसे हटाओ।	एटा सरान।
চেষ্টা করুন।	कोशिश कीजिए।	चेष्टा करुन।
তৈরি থাক।	तैयार रहो।	तइरि थाको।
এটা খাও।	इसे खाओ।	एटा खाओ।
ওটা ছাড়।	उसे छोड़ो।	ओटा छाड़ो।
এটা কে ছেড়ে দাও।	इसे छोड़ दो।	एटा के छेड़े दाओ।
আস্তে আস্তে চল।	धीरे–धीरे चलो।	आस्ते–आस्ते चलो।
তু মি এখানে দাঁড়াও।	तुम यहाँ खड़े रहो।	तुमि एखाने दांड़िये थाको।
ভেবে কথা বল।	सोच कर बोलो।	भेबे कथा बोलो।
দেখে চল।	देख कर चलो।	देखे चलो।

ভুলে যেও না।	भूल मत जाना।	भुले जेओ ना।
কথা বল না।	बात मत करो।	कथा बलो ना।
বলবে না।	बोलना मत।	बलबे ना।
তাদের জ্বালিও না।	उन्हें परेशान मत करो।	तादेर जालियो ना।
আসল কথা কও।	असली बात बताओ।	आसल कथा कओ।
দেরী করে যেয়ো না।	देर से मत जाना।	देरी करे जेओ ना।
আমায় জ্বালাতন কর না।	मुझे परेशान मत करो।	आमाय ज्वालातन करो ना।
আমায় জেতে দাও।	मुझे जाने दो।	आमाय जेते दाओ।
ফিরে যাও।	लौट जाओ।	फिरे जाओ।
লেখাপড়া করে এগিয়ে যাও।	लिख–पढ़ कर आगे बढ़ जाओ।	लेखा–पड़ा करे एगिये जाओ।
আপনি বুঝে নেবেন।	आप समझ लीजिए।	आपनि बुझे निन।
তুমি আমায় বোঝাও।	तुम मुझे समझाओ।	तुमि आमाय बोझाओ।
তোমার বুদ্ধি নেই।	तुम्हें बुद्धि नहीं है।	तोमार बुद्धि नेइ।
আমার কথা শোন।	मेरी बात सुनो।	आमार कथा शोनो।
সোজাসুজি কথা বল।	सीधी बात करो।	सोजासुजि कथा बलो।
বাজে কথা বোলো না।	बेकार की बात मत करो।	बाजे कथा बलो ना।
রাগ কোরোনা।	नाराज मत होओ।	राग कोरो ना।
আমি কি করব।	मैं क्या करूँ।	आमि कि कोरबो।
আমার সামনে থেকে সরে যাও।	मेरे सामने से हट जाओ।	आमार सामने थेके सरे जाो।
সে বেকার।	वह बेकार है।	से बेकार।
আমি তোমায় কোনোদিন ক্ষমা করতে পারব না।	मैं तुम्हें कभी माफ नहीं कर पाऊँगा।	आमि तोमाय कोनोदिन क्षमा कोरते पारबो ना।
সে বাজে বকে।	वह बेकार की बात करता है।	से बाजे बके।
আমাদের কথা বলা বন্ধ আছে।	हमारी बातचीत बन्द है।	आमादेर कथा बला बन्दो आछे।
বিনা কারণে ঝগড়া কোর না।	बिना किसी कारण के झगड़ा मत करो।	बिना कारने झगड़ा कोरो ना।
তোমার উপর কোন ভরসা নেই।	तुम पर कोई भरोसा नहीं है।	तोमार ऊपर कोनो भरसा नेई।
ভুলটা কার?	गलती किसकी है।	भूलटा कार।
কারুর না।	किसी की नहीं।	कारुर ना।
সরাসরি কথা বল।	सीधे–सीधे बात करो।	सरासरि कथा बलो।
সোজা হয়ে দাঁড়াও।	सीधे खड़े रहो।	सोजा दांड़िये थाको।
আপনি আমার সাথে কথা বলবেন না।	आप मुझसे बात न करें।	आपनि आमार साथे कथा बलबेन ना
সে বড় অলস।	वह बहुत आलसी है।	से बड़ो अलस।
আমার অভ্যাস নেই।	मुझे आदत नहीं है।	आमार अभ्यास नेइ।

তুমি কি তোমার প্রতিশ্রুতি ভুলে গেছ?	तुम अपना वायदा भूल गए हो क्या?	तुमि कि तोमार प्रतिश्रुति भुले गेछो?
কেমন মানুষ তুমি?	तुम कैसे आदमी हो?	केमन मानुस तुमि?
তুমি আমায় ঠকাতে পারবে না।	तुम मुझे धोखा नहीं दे सकते।	तुमि आमाय-काते पारो ना.
তারা হঠাৎ ঝগড়া আরম্ভ করে দিল।	उनलोगों ने अचानक झगड़ा आरंभ कर दिया।	तारा हठात झगड़ा आरंभो करे दिलो।
তুমি জেনেবুঝে করছ।	तुमने जान बूझ कर ऐसा किया है।	तुमि जेनेबुझे कोरेछो।
এ সমস্ত তোমার জন্যই হচ্ছে।	यह सबकुछ तुम्हारी वजह से हुआ है।	ए समस्तो तोमार जन्योइ होयेछे।

अबतक आपने प्रशनसूचक, आदेश सूचक ओर क्रोध प्रकट करने वाले शब्द सीखे हैं, अब हम कुछ साधारण वाक्य सीखेंगे।

ভিতরে আসুন।	अंदर आइए।	भितरे आसुन।
বসুন।	बैठिए।	बसुन।
আপনার নাম কি?	आपका नाम क्या है?	आपनार नाम कि?
আমার নাম গৌরীনাথ।	मेरा नाम गौरीनाथ है।	आमार नाम गौरीनाथ?
আপনার নাম খুব ভাল।	तुम्हारा नाम बहुत अच्छा है।	आपनार नाम खुब भालो।
ধন্যবাদ।	धन्यवाद।	धन्यबाद।
আপনি কোথায় থাকেন?	आप कहाँ रहते हैं?	आपनि कोथाय थाकेन?
আমি মৌলালিতে থাকি।	मैं मौलाली में रहता हूँ।	आमि मौलालिते थाकि ।
আপনি কি করেন?	आप क्या करते हैं?	आपनि कि करेन?
আমি কুম্ভকার।	मैं कुम्भकार (कुम्हार) हूँ।	आमि कुम्भकार।
আপনার বয়স কত।	आपकी उम्र कितनी है?	आपनार बयस कतो?
আপনি কি খান?	आप क्या खाते हैं?	आपनि कि खान?
আমি কিছু খাই না।	मैं कुछ नहीं खाता।	आमि किछु खाइ ना।
জল খাই।	पानी पीता हूँ।	जल खाइ।
খাবার নিয়ে এসো।	खाना लाओ।	खाबार निये एसो।
আমি একটু আগেই চা খেয়েছি।	थोड़ी देर पहले मैंने चाय पी है।	आमि एकटु आगेइ चा खेयेछि।
কোনো অসুবিধে নেই।	कोई परेशानी नहीं है।	कोनो असुबिधे नेइ।
চিন্তা করবেন না।	चिन्ता न करें।	चिन्ता कोरबेन ना।
পরে দেখবো।	बाद में देखूँगा।	परे देखबो।
আপনার কি চাই।	आपको क्या चाहिए।	आपनार कि लागबे?
দুটোই।	दोनों।	दुटोइ।
আপনি এখানে আসুন।	आप यहाँ आइए।	आपनि एखाने आसुन।
আপনি কি বললেন?	आपने क्या कहा?	आपनि कि बललेन?

আমি কিছুই বলি নি।	**मैंने कुछ नहीं कहा।**	**आमि किछु बलि नि।**
আপনি কি করেন?	**आप क्या करते हैं?**	**आपनि कि करेन?**
আমি কিছুই করি না।	**मैं कुछ नहीं करता।**	**आमि किछुइ करि ना।**
আপনার জীবনটা ভাল থাক।	**आपका जीवन मंगलमय हो।**	**आपनार जीवन भालो थाक।**
থাকবে না কেন?	**रहेगा क्यों नहीं।**	**थाकबे ना केनो?**
আমি ছাড়ছি।	**मैं छोड़ रहा हूँ।**	**आमि छाड़छि।**
আমি ছাড়ব না।	**मैं नहीं छोड़ूँगा।**	**आमि छाड़बो ना।**
আমার খিদে পেয়েছে।	**मुझे भूख लगी है।**	**आमार खिदे पेयेछे।**
কতটা খিদে পেয়েছে?	**कितनी भूख लगी है?**	**कतोटा खिदे पेयेछे?**
বেশি না।	**अधिक नहीं।**	**बेशि ना।**

ভাগ - ৪

भाग - ४

PART - 4

साधारण बातचीत

সাধারণ কথা-বার্তা

कुछ समय के बाद किसी से भेंट होने पर हम उसका अभिवादन करते हैं, इसके बाद बात शुरु करते हैं।

1. অভিবাদন (Greetings) अभिवादन

অভিবাদন	अभिवादन	अभिवादन
নমস্কার	नमस्कार	नमस्कार
সুপ্রভাত	सुप्रभात	सुप्रभात
কেমন আছেন?	कैसे हैं।	केमन आछेन?
আমি ভাল আছি।	मैं अच्छा हूँ।	आमि भालो आछि।
আপনার সাথে দেখা হয়ে খুব ভাল লাগল।	आपसे मिलकर बहुत खुशी हुई।	आपनार साथे देखा हये खुब भालो लागलो।

অনেক দিন আপনার সাথে দেখা হয় নি। — काफी दिनों से आपसे मुलाकात नहीं हुई थी।
अनेक दिन आपनार साथे देखा हय नि।

অনেক দিন পর আমাদেব সাক্ষাৎ হল। — बरसो बाद आपसे भेंट हुई।
अनेक दिन पर आमादेर देखा होलो।

আপনার সাথে দেখা করে খুব খুশী হয়েছি। — आपसे मिलकर मैं बहुत प्रसन्न हूँ।
आपनार साथे देखा करे खुब खुशी होयेछि।

2 সৌজন্য ও ঐতিহ্য (Courtesy and Tradition) शिष्टाचार

1. আসুন, ভীতরে আসুন। — आइए, अंदर आइए।
आसुन, भितरे बसुन।
2. আসুন ভাল করে বসুন। — आइए, आराम से बैठिए। आसुन, भलो करे बसुन।
3. বাবা, এক গ্লাস জল দিয়ে যাও। — बेटा, एक गिलास पानी लाना।
बाबा, एक ग्लास जल दिए जाओ।
4. না, না, কষ্ট করবেন না। — नहीं, नहीं, तकलीफ न करे।
ना, ना कष्टो कोरबेन ना।

5. এতে কোন কষ্ট নেই। इसमें कोई तकलीफ नहीं होगी।
एते कोने कष्टो नेइ।

6. আমরা আপনার জন্য কি করতে পারি? हम आपके लिए क्या कर सकते है?
आमरा आपनार जन्यो कि कोरते पारि?

7. আমার কিছু লাগবে না। मुझे कुछ नहीं चाहिए।
आमार किछु लागबे ना।

8. ঠিক আছে, আরো কিছুক্ষন থাকুন। ठीक है, कुछ देर और बैठिए।
ठीक आछे, आरो किछुखन बसुन।

9. আমায় ক্ষমা করবেন, শুধু একবার আপনাকে দেখতে এসেছিলাম।
मुझे माफ कीजिएगा, मैं केवल आपसे मिलने आया था।
आमाय क्षमा कोरबेन आमि सुधु आपनार साथे देखा कोरते एसेछिलाम।

10. যদি আপনার অনুমতি থাকে তো আবার দেখা হবে।
अगर आपकी अनुमति हो तो फिर मुलाकात होगी।
जोदि आपनार अनुमति थाके तो आबार देखा हबे।

11. ঠিক আছে। ठीक है। ठीक आछे।

3. মুচি (Cobbler) मोची

আমার চটির ফিতে কেটে গেছে। मेरी चप्पल का फीता टूट गया है।
आमार चोटिर फिते केटे गेछे।

এটা বার করে অন্য ফিতে দিয়ে দাও। দিয়ে দিচ্ছ কি? इसे निकाल कर दूसरा फीता लगा दो। लगा रहे हो क्या?
एटा बार करे अन्यो फिते लागिये दाओ। दिच्छो कि?

হাঁ সাহেব। हाँ, साहब। हाँ, साहेब।

কত হল?	कितने पैसे हुए?	कतो होलो?
দশ টাকা সাহেব।	दस रुपए साहब।	दस टाका साहेब।

চটিতে যে পেরেকটা আছে সেটিকে বার করে সেলাই করে দাও।

चप्पल में जो कील है उसे निकाल कर सिलाई कर दो।
चटिते जे पेरेक टा आछे सेटि बार करे सेलाई करे दाओ।

কি দিয়ে সেলাই করব সাহেব?

किस चीज से सिलाई करूँ साहब?
कि दिये सेलाई कोरबो साहेब?

চামড়া বা রেক্সিন দিয়ে কর।

चमड़ा या रेक्सीन लगा कर सिल दो।
चामड़ा वा रेक्सिन दिये करो।?

চামড়া দিয়ে করলে ভাল হবে।

चमड़े से करना अच्छा रहेगा।
चामड़ा दिये कोरले भालो हबे।

বুঝলে?	समझ में आया?	बुझले?

চটিটা ভাল দেখাচ্ছে না, পালিশ করে দাও।

यह चप्पल अच्छी नहीं दिख रही है। पालिश कर दो।
चटिटा भालो देखाच्छे ना पालिश करे दाओ।

আমি ভাল করে পালিশ করে দিচ্ছি, তার পর দেখবেন।	मैं अच्छी पालिश कर देता हूँ, उसके बाद देखिएगा। आमि भालो करे पालिश करे दिच्छि, तार पर देखबेन।
তুমি কি শুধু পুরনো চটিই সেলাই কর?	तुम क्या केवल पुरानी चप्पलें ही सिलते हो तुमि कि सुधु पुरोनो चटिइ सेलाई करो?
না সাহেব, নতুন চটিও বানাই।	नहीं साहब, नई चप्पलें भी बनाता हूँ। ना साहेब, नतुन चटिउ बानाइ।

4. ব্যাংকে (In the Bank) बैंक में

ক্ষমা করবেন, স্যার।	माफ कीजिएगा, महाशय। क्षमा कोरबेन, सार।
আমি আপনার ব্যাংকে অ্যাকাউন্ট খুলতে চাই।	मैं आपके बैंक में खाता खोलना चाहता हूँ। आमि आपनार बैंके आकाउंट खुलते चाइ।
ঠিক আছে।	ठीक है। ठीक आछे।
আমি আপনাকে একটি এ্যাপ্লিকেশন ফর্ম দিচ্ছি।	मैं आपको एक आवेदन पत्र देता हूँ। आमि आपनाके एकटि एप्लिकेशन फर्म दिच्छि।
এটা কি করে ভরতে হবে?	इसमें क्या करना होगा? एटा कि करे भरते हबे?

আগে ভাল করে পড়ে তার পর ঠিক করে ভরুন।	पहले अच्छी तरह पढ़ लें, फिर ठीक से भर दीजिए। आगे भालो कोरे पोड़े निन, तार परे ठीक कोरे भरुन।
এর সাথে অন্য কিছু দিতে হবে কি?	क्या इसके साथ कुछ और भी जमा करना होगा? एर साथे अन्यो किछु दिते हबे कि?
এই এ্যাপ্লিকেশন ফার্মের সাথে এক হাজার টাকা জমা দেবেন।	इस आवेदन पत्र के साथ एक हजार रुपए जमा कराने होंगे। एइ एप्लिकेशन फर्मेर साथे एक हाजार टाका जमा देबेन।
অন্য কিছু?	और कुछ? अन्यो किछु?
আমাদের ব্যাংকের একজন পুরনো গ্রাহককে এই এ্যাপ্লিকেশন ফর্মে জমানত দিতে হবে।	हमारे बैंक के किसी पुराने ग्राहक को इस आवेदन पत्र पर जमानत देनी होगी। आमादेर बैंकेर एक जन पुरोनो ग्राहक के एइ एप्लिकेशन फर्मे जामानत दिते हबे।
তার মানে?	इसका मतलब? तार माने?
কিছু না। সে শুধু এই এ্যাপ্লিকেশন ফর্মে সই করবে।	कुछ खास नहीं। उसे केवल इस आवेदन पत्र पर हस्ताक्षर करना होगा। किछु ना। से सुधु एइ एप्लिकेशन फर्मे सइ कोरबे।
এসব হওয়ার পর আপনি পাসবুক দেবেন কি?	यह सब होने के बाद क्या आप पासबुक देंगे? एसब हउयार पर आपनि पासबुक देबेन कि?

হ্যাঁ, অবশ্য।	हाँ, जरूर।	हाँ, अवश्यइ।

মেল ট্রান্সফরের কি লাভ আছে?

मेल ट्रान्स्फर का क्या फायदा है?
मेल ट्रान्स्फरेर कि लाभ आछे?

এটা ডী ডীর তুলনায় অনেক সুবিধের।

यह डीडी की तुलना में बहुत आसान है।
एटा डीडीर तुलनाय अनेक सुविधेर।

আপনি এখানে নগদ ক্যাস জমা করবেন আর ওটা
সোজা আপনাদের এ্যাকাউন্টে জমা হয়ে যাবে।

आप यहाँ नकद रुपया जमा कराएंगे और वह
वह सीधे आपके खाते में जमा हो जाएगा।
आपनि एखाने नकद टाका जमा कराबेन आर
ओटा सोजा आपनादेर एकाउंटे जमा हये जाबे।

আমি একটা জমি কিনতে চাই।

मैं एक जमीन खरीदना चाहता हूँ।
आनि एकटा जमि किनते चाइ।

আপনার ব্যংকে ঋণ বা লোন দেবার সুবিধা আছে কি?

क्या आपके बैंक में ऋण या लोन की सुविधा है?
आपनार बैंके ऋण वा लोन देबार सुविधे आछे कि?

আপনি এই ফর্মটা ভরে দিন। ঋণ পেয়ে যাবেন।

आप यह फार्म भर दीजिए, ऋण मिल जाएगा।
आपनि एइ फर्मटा भरे दिन, ऋण पेये जाबेन।

আপনাদের এখানে কি গহনা রাখার জন্য লকারের ব্যবস্থা আছে।

क्या गहने रखने के लिए आपके यहाँ लाकर की
व्यवस्था है?
आपनादेर एखाने कि गहना राखार जन्यो लकारेर
व्यवस्था आछे?

5. দর্জীর দোকান (Tailoring Shop) दर्जी की दुकान

বলুন, কি সেলাই করতে হবে?	बताइए, क्या बनाना होगा? बोलुन कि सेलाई कोरते हबे ?
স্যুটের সেলাই কত?	सुट की सिलाई कितनी है? सुटेर सेलाई कतो?
দু হাজার।	दो हजार। दु हजार।
এতো অনেক বেশী।	यह तो बहुत अधिक है। एतो अनेक बेशी।
ওটাতে অনেক কাজ থাকে।	उसे सिलने में बहुत काम होता है। ओटाते अनेक काज थाके।
আমার শার্টের দুটা বোতাম ছিঁড়ে গেছে, নতুন বোতাম লাগিয়ে দিন।	मेरी कमीज के दो बटन टूट गए हैं, नए लगा दीजिए। आमार जामार दुटा बोताम भेंगे गेछे, नतून लागिए दिन।
আমি একটা জামা বানাতে চাই।	मुझे एक कमीज सिलवानी है। आमि एकटा जामा बानाते चाइ।
আমার মাপ নিয়ে নিন।	मेरी माप ले लीजिए। आमार मगप निये निन।

টাইট করবেন না, ঢিলে করবেন।	तंग मत बनाइएगा, ढीली रखिएगा। टाइट कोरबेन ना, ढीले राखबेन।
জামার জন্য কত কাপড় লাগবে?	कमीज में कितना कपड़ा लगेगा? जामार जन्यो कतो कापड़ लागबे?
আড়াই মিটর লাগবে।	ढाई मीटर लगेगा। आढ़ाई मीटर लागबे।
প্যান্ট কেমন থাকবে?	पैण्ट कैसी बनेगी? पैण्ट केमन थाकबे?
প্যান্ট পেটের নীচে আছে।	पैण्ट पेट के नीचे है। पैण्ट पेटेर नीचे आछे।
প্যান্ট পেটের উপর বেশী ফিট থাকবে।	पैण्ट पेट के ऊपर अधिक फिट रहेगी। पैण्ट पेटेर ऊपर बेशी फिट थाकबे।
দুটো তৈরি করতে কত দিন লাগবে?	दोनों को बनाने में कितने दिन लगेंगे? दुटो तइरी कोरते कतो दिन लागबे?
দুর্গাপুজোর আগে দিয়ে দেব।	दुर्गापूजा के पहले दे दूँगा। दुर्गापूजोर आगे दिये देबो।
আপনি ছেঁড়া কাপড়ও ঠিক করেন না কি?	क्या आप फटे हुए कपड़े भी ठीक करते हैं? आपनि छेड़ा कापड़उ ठीक करेन ना कि?

না স্যার, তাতে কাজ বেশি, আয় কম।	नहीं जनाब, उसमें काम अधिक होता है और आमदनी कम। ना सार, ताते काज बेशी, आय कम।
রেডিমেড আসার পরে আমাদের আয় কমে গেছে।	रेडीमेड कपड़ों के आ जाने के बाद हमारी आय कम हो गई है। रेडीमेड आसार परे आमादेर आय कमे गेछे।

6. নাপিতের দোকান (Barber Shop) नाई की दुकान

চুল কাটার জন্য কত নাও ?	बाल काटने के लिए कितने पैसे लेते हो? चुल काटार जनओ कतो नाओ?
চল্লিশ টাকা।	चालीस रुपए। चल्लिश टाका।
আঁ, চল্লিশ টাকা ?	क्या, चालीस रुपए? कि चल्लिश टाका?
তার থেকে তো চুল না থাকা ভাল।	इससे तो बाल न रहना अच्छा है। तार थेके तो चचचुल थाका भालो।
দাড়ি কাটার জন্য কত নাও।	दाढ़ी बनाने का क्या लेते हो? दाड़ि काटार कतो नाओ?
এ সব দেখে তো ইচ্ছে করছে গৃহস্থ না থেকেসন্ন্যাসী হয়ে যাই।	यह सब देख कर तो मन कर रहा है कि गृहस्थ न रहकर संन्यासी बन जाऊं। ए सब देखे तो इच्छे कोरछे गृहस्थो ना थेके संन्यासी हये जाइ।
আমার চুল কাট। তার সাথে দাড়িও কাটবে।	मेरे बाल काट दो। साथ में दाढ़ी भी बना देना आमार चूल केटे दाओ। तार साथे दाड़िउ काटबे।

দাড়ি কাটার সময় শেভর, ট্রিমরের মত যন্ত্রের ব্যবহার করবে না।	दाढ़ी बनाते हुए शेवर, ट्रिमर जैसे यंत्रों का प्रयोग मत करना । दाढ़ी काटार समय शेवर, ट्रिमरेर मतो यंत्रों व्यबहार कोरबे ना ।
আমার চুল পড়ছে।	मेरे बाल गिर रहे हैं। आमार चूल पोड़छे।
এটা বুঝি আপনার বংশগত কাজ।	क्या यह तुम्हारा खानदानी पेशा है? एटा बुझि आपनार वंशगतो काज?
তোমার ছুরি ভাল চলছে না।	तुम्हारा छुरा ठीक नहीं चल रहा है । तोमार छुरी भालो चोलछे ना।
দাড়ি কাটার সময় যেন আঁচড় না লাগে।	देखना कहीं काटते समय खरोंच न लग जाए। दाड़ि काटार समय जेनो आंचड़ ना लागे।
আমার গোঁফও ঠিক করে দাও।	मेरी मूंछें भी ठीक कर दो। आमार गोंफउ ठीक कोरे दाओ।
তোমার ছুরিতে কেটে গেল।	तुम्हारे छुरे से कट गया। तोमार छुरीते केटे गेलो।
ওখানে একটু ফিটকিরি লাগিয়ে দেব।	वहाँ फिटकिरी लगा दूँगा। ओखाने एकटु फिटकिरि लागिये देबो।
মাথায় একটু তেল দিয়ে দাও। আমার নোখ কেটে দাও।	सिर में जरा तेल लगा दो। मेरे नाखून भी काट दो। माथाय एकटु तेल लागिये दाओ। आमार नोखउ केटे दाओ। ।
সকাল বেলায় কটায় দোকান খোলে।	दुकान सुबह कितने बजे खुलती है? सकाल बेलाय दोकान कटाय खोले?
রবিবারে ভীষণ ভীড় থাকে।	रविवार को बहुत भीड़ होती है। रविवारे भीषन भीड़ थाके।
মঙ্গলবার আমরা দোকান খুলি না।	मंगलवार को हम दुकान नहीं खोलते। मंगलवारे आमरा दोकान खुलि ना।

7. চশমার দোকান (Opticals Shop) चश्मे की दुकान

আমার চশমার ফ্রেম ভেঙ্গে গেছে।	मेरे चश्मे का फ्रेम टूट गया है। आमार चश्मार फ्रेम भेंगे गोछे।
একটা মজবুত ফ্রেমের কত দাম?	एक मजबूत फ्रेम की क्या कीमत है? एकटा मजबूत फ्रेमेर कतो दाम?
একটা ভাল ফ্রেম দেখান।	एक आच्छा फ्रेम दिखाइए। एकटा भालो फ्रेम देखान।
এটা পরে দেখুন।	इसे पहन कर देखिए। एटा परे देखुन।
এটা আপনাকে মানিয়েছে।	यह आपको जंच रहा है। एटा आपनाके मानियेछे।
আজকাল বড় রোদ।	आजकल बहुत धूप है। आजकाल बड़ो रोद।
কিছুদিনের জন্য ঠাণ্ডা চশমা পরুন।	कुछ दिनों तक ठंडा चश्मा पहनिए। किछु दिनेर जन्यो ठांडा चश्मा परुन।
আমার চোখে প্রায়ই জল আসে।	मेरी आँखों में अक्सर पानी आता है। आमार चोखे प्रायइ जल आसे।
বোধ হয় আপনার চোখে কোনো দোষ আছে।	लगता है आपकी आँखों में कोई खराबी है। बोध हय आपनार चोखे कोनो दोष आछे।
আমার চোখে ব্যথাও হয়।	मेरी आँख में दर्द भी होता है। आमार चोखे व्यथाउ हय।
এখানে কি কম্পিউটারে চক্ষু পরীক্ষা করা হয়?	क्या यहाँ कम्प्यूटर से आँखों की जाँच होती है? एखाने कि कम्प्यूटारे चक्षु परीक्षा हय?

তার জন্য বিশেষজ্ঞ আসেন।

उसके लिए विशेषज्ञ आते हैं।

तार जन्यो विशेषज्ञ आसेन।

ওনারা বিকেলে আসেন।

वे लोग शाम को आते हैं।

उनारा बिकेले आसेन।

আমি ডাক্তরের সাথে দেখা করার জন্য সন্ধ্যা বেলায় আসবো।

मैं डाक्टर से मिलने के लिए शाम को आऊँगा।

आमि डाक्टारेर साथे देखा करार जन्यो बिकेले आसबो।

আপনার সমস্যা কি?

आपकी समस्या क्या है?

आपनार समस्या कि?

দূরের জিনিস ও অক্ষর আমি স্পষ্টভাবে দেখতে পারি না।

मैं दूर की चीजों और अक्षरों को स्पष्ट नहीं देख पाता हूँ।

दूरेर जिनिष ओ अक्षर आमि स्पष्टो देखते पारि ना।

চক্ষু পরীক্ষা কি বিনামূল্যে করা হয়।

क्या आँखों की जाँच मुफ्त होती है?

चक्षु परीक्षा कि बिना मूल्ये हय?

পরীক্ষা বিনে পয়সায় হয়, কিন্তু চশমা নেবার জন্য পয়সা লাগে।

जाँच मुफ्त होती है लेकिन चश्मा लेने के पैसे लगते हैं।

परीक्षा बिना मूल्ये हय, किन्तु चश्मा नेबार जन्यो टाका लागे।

সেটা তো আমিও জানি।

यह तो मुझे भी पता है।

सेटा तो आमिओ जानि।

তা হলে সন্দেহ করছেন কেন।

तो संदेह क्यों कर रहे हैं?

ताहले संदेहं कोरछेन केनो?

হ্যাঁ, কিছু না।

नहीं, कुछ नहीं। हां, किछु नां।

সন্দেহ করলে সেরকমই হতে পারে।

शक करने से वैसा ही हो सकता है।

संदेह कोरेल एइ रकमइ हते पारे।

তাই সন্দেহ ছেড়ে আমাদের উপর ভরসা রাখুন।	इसलिए शक छोड़कर मुझ पर भरोसा कीजिए। ताइ संदेह छेड़े आमादेर उपर भरसा राखुन ।
আপনি যা বলছেন সেটাই ঠিক।	आप जो कह रहे हैं, वही सही है। आपनि जा बलछेन सेटाइ ठीक

8. রাস্তায় (On the Road) सड़क पर

এই রাস্তা কোথায় যায়।	यह रास्ता कहाँ जाता है? एइ रास्ता कोथाय जाय?
রাস্তা কোথাও যায় না আমরাই যাই।	रास्ता कहीं नहीं जाता, हमीं लोग जाते हैं। रास्ता कोथाउ जाय ना आमराइ जाइ।
আপনার কথায় আমার হাসি পাচ্ছে।	आपकी बातें सुनकर मुझे हँसी आ रही है। आपनार कथा सुने आमार हाँसि पाच्छे।
আশেপাশে কি কোনও ভাল হোটেল আছে?	यहाँ पास में कोई अच्छा होटल है क्या? आसेपासे कि कोनो भालो होटल आछे?
আছে, কিন্তু ওখানের জল ভাল নয়।	है तो, लेकिन वहाँ का पानी अच्छा नहीं है। आछे, किंतु ओखानकर जल भालो ना।
এই রাস্তাতে অনেক স্পীড ব্রেকার আছে।	इस सड़क पर बहुत से स्पीड ब्रेकर हैं। ए रास्ताय अनेक स्पीडब्रेकार आछे।
এই রাস্তায় বাইক চালাতে ভাল লাগে।	इस रास्ते पर बाइक चलाने में बहुत मजा आता है। एइ रास्ताय बाइक चालाते भालो लागे।
কেন।	क्यों? केनो?
কখনো উপর কখনো নীচে যেতে ভারী মজা, তাই।	कभी ऊपर, कभी नीचे जाने में बहुत मजा आता है, इसीलिए। कखनो ऊपर कखनो नीचे जेते भीरी मजा, ताइ।
এ রাস্তার দু পাশে একটিও গাছ নেই।	इस रास्ते के दोनों तरफ एक भी पेड़ नहीं है। एइ रास्ताय दु पासे एकटिओ गाछ नेई।
গাছ নেই তো কি, দেখো ওখানে একটা কল আছে।	पेड़ नहीं है तो क्या हुआ, देखो वहाँ एक नल है। गाछ नेइ तो कि, देखो ओखने एकटि कल आछे।
শুধু কল থাকলে কি হয়, কলে জল থাকা চাই।	केवल नल रहने से क्या होता है, उसमें पानी भी होना चाहिए। सुधु कल थाकले कि हय, कले जल थाकते हय।

হ্যাঁ সব হওয়া ভাল।	हाँ, सब कुछ होना अच्छा है। हें, सब हउया भालो।
তেমায় নমস্কার করি, এ সব ছেড়ে দাও।	तुम्हारे हाथ जोड़ता हूँ यह सब छोड़ दो। तोमाय नमस्कार करि, ए सब छेड़े दाओ।
এই রাস্তা দিয়ে আমি রেল স্টেশনে জেতে পারি?	इस रास्ते से मैं रेलवे स्टेशन जा सकता हूँ? एइ रास्ता दिये आनि रेल स्टेशने जेते पारि?
হ্যাঁ সোজা চলে যান।	हाँ, सीधे चले जाइए। हें, सोझा चले जान?
রাস্তাটা ভাল।	रास्ता अच्छा है। रास्ताटा भालो।
আয়নার মত মসৃণ।	आइने की तरह समतल है। आयनार मत मसृन।
তা হলে তাতে নিজের মুখ দেখে নাও।	तो इसमें अपना मुँह देख लो। ता हले ताते निजेर मुख देखे नाओ।

9. ফলের দোকান (Fruit Shop) फलों की दुकान

আম কত করে দিচ্ছ?	आम क्या भाव दे रहे हो? आम कतो करे दिच्छो?
সঠিক দামেই দিচ্ছি।	ठीक भाव से ही दे रहा हूँ। सठकि दामेइ दिच्छि
সঠিক দামের মানে কি।	ठीक दाम का क्या मतलब है? सठकि दामेर माने कि?
মানে আমি দেব আর আপনি নেবেন।	मतलब है कि मैं दूँगा और आप लेंगे। माने आमि देबो आर आपनि नेबेन।
এগুলি দেখে তো মনে হচ্ছে এখনো পাকে নি।	इनको देख कर तो लग रहा है जैसे ये पके नहीं हैं। एगुलो के देखे तो मने हच्छे एखनो पाके नि।
সন্দেহ করবেন না।	संदेह मत कीजिए। संदेह कोरबेन ना।

তো কি করব, এমনি কিনে নেব?	तो क्या ऐसे ही खरीद लूँ? तो कि कोरबो, एमनि किने नेबो?
না, না, রাগ করবেন না।	नहीं, नहीं, नाराज मत होइए। ना,ना, राग कोरबेन ना।
রাগ না, কিন্তু কেনার আগে দেখতে তো হবে। देखना तो होगा ही।	नाराज नहीं हो रहा हूँ, लेकिन खरीदने से पहले राग ना किंतु केनार आगे देखते तो हबे।
তোমার কাছে কমলালেবু আছে?	तुम्हारे पास संतरा है? तोमार काछे कमला लेबू आछे?
হ্যাঁ, আজকেই আনিয়েছি।	हाँ है, आज ही मंगवाये हैं। हें, आजकेइ आनियेछि।
এগুলি তো সবুজ।	ये तो हरे हैं। एगुलि तो सबुज।
আমি বেছে-বেছে আপনাকে দিয়ে দেব।	मैं आपको चुन–चुन कर दे दूँगा। आमि बेछे–बेछे आपनाके दिये देबो।
কিন্তু দাম অনেক বলছো।	लेकिन दाम बहुत अधिक बता रहे हो। किंतु दाम अनेक बोलछो।
জিনিস দেখে কথা বলুন।	सामान देख कर बात कीजिए। जिनिस देखे कथा बलुन।
মাল ভাল কিন্তু দাম ভাল না।	सामान अच्छा है पर दाम ठीक नहीं है। माल भालो किंतु दाम भालो ना।
পেয়ারা দেখে এখনই খেতে ইচ্ছে করছে।	अमरुदों को देखकर तो इन्हें अभी खाने का मन कर रहा है। पेयारा देखे एखनइ खेते इच्छे कोरछे।
কিন্তু এতে কালো-কালো দাগ রয়েছে।	लेकिन इनमें काले–काले धब्बे हैं। किंतु एते कालो–कालो दाग आछे।
কলাগুলি ভাল।	केले अच्छे हैं। कलागुलि भालो।

10. সব্জীর দোকান (Vegetable Shop) सब्जियों की दुकान

কত করে দেবে?	क्या भाव दे रहे हो?	कतो करे देबे?
কি?	क्या?	कि?
বেগুন কত করে দেবে?	बैगन क्या भाव दे रहे हो?	बेगुन कतो करे देबे?
একেবারে টাটকা আছে।	बल्कुल ताजे हैं।	एकेबारे टाटका आछे।
মালটা টাটকা কি না জানি না কিন্তু দাম টাটকা আছে।	सामान ताजा है या नहीं, पता नहीं पर दाम ताजे हैं।	मालटा टाटका कि ना जानि ना किंतु दाम टाटका आछे.
এ কথা বলছেন কেন?	ऐसा क्यों कह रहे हैं?	ए कथा बोलछेन केनो?
বলব না তো কি? কাল তুমিই কুড়ি টাকায় দেড় কিলো কুমড়ো দিয়েছিলে।	कहूँ नहीं तो क्या करूँ? कल तुमने ही बीस रुपए में डेढ़ किलो कुम्हड़ा दिया था।	बोलबो ना तो कि? काल तुमिइ कुड़ि टाकाय देड़ केजि कुमड़ो दिये छिले?
আগে বাজার ঘুরে দাম জেনে নিন তাহলে আসল দাম জানতে পারবেন।	पहले बाजार में घूम कर कीमत पता कर लीजिए, असली कीमत जान जाएंगे।	आगे बाजार घुरे दाम जेने निन ताहले आसल दाम जानते पारबेन।
সব্জী টাটকা আছে কি।	सब्जियाँ ताजी हैं क्या?	सब्जी टाटका आछे कि?
হ্যাঁ, টাটকা আছে।	हाँ, ताजी हैं।	हें, टाटका आछे?
আমার কাছে খারাপ থাকে না।	मेरे पास खराब सामान नहीं रहता।	आमार काछे खाराप थाके ना।
লাউ কোথা থেকে আনলে?	लौकी कहाँ से लाए हो?	लाउ कोथा थेके आनाले?

11. মুদির দোকান (Grocery Shop) पसारी की दुकान

আপনার কাছে আচারে দেওয়ার সব কিছু পাওয়া যায়? — आपके पास अचार में डालने की सब चीजें मिलती हैं क्या?
आपनार काछे आचारे देउयार सबकिछु पावा जाय?

হ্যাঁ, পাবেন। — हाँ मिलती हैं। हें, पाबेन।

হাফ কিলো সরষে তেল দিন। — आधा किलो सरसो का तेल दीजिए।
हाफ किलो सरसे तेल दिन।

আর কি দেব? — और क्या दूँ? आर कि देबो?

মেথী, হিঙ, রসুন, লংকা দিন। — मेथी, हिंग, लहसुन और मिर्च दीजिए।
मेथी, हिंग, रसुन आर लंका दिन।

চাল রাখেন? — चावल है? चाल राखेन?

বাসমতি চাল কত করে? — बासमती चावल क्या भाव है?
बासमाती चाल कत कोरे?

একবার আমি এখান থেকে বাড়ির কিছু জিনিস পত্র কিনেছিলাম।
एक बार आपकी दुकान से घर के लिए कुछ चीजें खरीदी थीं।
एकबार आमि आपनार दोकान थेके बाड़िर जन्यो किछु जिनिस किनेछिलाम।

আটা একটু মোটা মনে হচ্ছে। — आटा कुछ मोटा लग रहा है।
आटा एकटु मोटा मने हच्छे।

আমায় কাজু লবঙ্গ, কিসমিস, এলাচ দিন। — मुझे काजू, लौंग, किसमिस और इलायची दीजिए।
आमाय काजू लवंग, किसमिस आर एलाच दिन।

বেসন, চিনাবাদাম, সাবু আর তিল এক কিলো করে দেবেন।
बेसन, मूंगफली, साबुदाना और तिल भी एक–एक किलो दीजिए।
बेसन, चिनाबादाम, साबु आर तिलओ एक केजी करे देबेन।

দেখুন তো আপনার পাল্লা ঠিক মনে হচ্ছে না। — देखिए, आपका तराजू ठीक नहीं लग रहा है।
देखुन तो आपनार पाल्ला ठीक मने हच्छे ना।

না মশায়, ঠিক আছে। আবার ওজন করে দিচ্ছি।

नहीं जनाब, ठीक है, फिर से वजन कर देता हूँ।
ना मशाय, ठीक आछे, आमि आबार उजन करे दिच्छि।

কাল যে অড়হর ডালটা নিয়ে গেলাম সেটা ঠিক ছিল না।

कल जो अरहर की दाल ले गया था वह ठीक नहीं थी।
काल जे अड़हर डालटा निये गेलाम सेटा ठीक छिलो ना।

আজ পর্যন্ত কেউ আমাদের জিনিসকে খারাপ বলতে পারে নি।

आजतक कोई हमारी चीजों को खराब नहीं कह सका है।
आज पर्जन्तो केउ आमादेर जिनिसके खाराप बलते पारे नि।

আপনার জিনিসে ভেজাল নেই তো।

आपकी चीजों में मिलावट तो नहीं है?
आपनार जिनिसे भेजाल नेइ तो?

আপনি কি এ কথা জোর দিয়ে বলতে পারেন।

क्या आप यह बात जोर देकर कह सकते हैं?
आपनि कि ए कथा जोर दिये बलते पारेन?

এই পনীরের প্যাকেটের সাথে কোন উপহার দিচ্ছ না কি?

पनीर के इस डिब्बे के साथ कोई उपहार दे रहे हैं क्या?
एइ पनपरेर पैकेटेर साते कोनो उपहार दिच्छो ना कि?

ভেজাল ছাড়া কেরোসিন আছে?

बिना मिलावट के किरासन का तेल है?
भेजाल छाड़ा केरोसिन आछे?

শুনেছি কিছু লোক আজকাল কেরোসিনেও ভেজাল দিচ্ছে।

सुना है आजकल कुछ लोग किरासन में भी मिलावट कर रहे हैं।
सुनेछि किछु लोग आजकाल केरोसिनेउ भेजाल दिच्छे।

12. কাপড়ের দোকান (Cloth Shop) कपड़े की दुकान

আসুন, আসুন, ভীতরে আসুন, এখানে বসুন।	आइए, आइए, अंदर आइए। यहाँ बैठिए। आसुन, आसुन भीतरे आसुन, एखाने बसुन।
কি লাগবে। বলুন কি দেখাব।	क्या चाहिए? क्या दिखाऊँ? कि लागबे? बोलुन कि देखाबो?
শাড়ি দেখান।	साड़ी दिखाइए। साड़ि देखान।
কত দামের দেখাব?	कितनी कीमत की दिखाऊँ? कतो दामेरे खाबो?
সস্তা।	सस्ती। सस्ता
আপনার কাছে সিল্কের শাড়ি আছে?	आपके पास सिल्क की साड़ियाँ हैं? आपनार काछे सिल्केर साड़ि आछे?
আছে, কিন্তু দামী।	हैं, लेकिन मँहगी हैं। आछे, किंतु दामी।
এগুলি কোথা থেকে আনান?	इन्हें कहाँ से मंगवाते हैं? एगुलि कोथा थेके आनान?
অনেক জায়গা থেকে।	कई जगहों से। अनेक जायगा थेके।
এই শাড়িটির দাম কত?	इस साड़ी की क्या कीमत है? एइ साड़िटिर दाम कतो?
এর ডিজাইন আমার ভাল লাগছে না।	इसकी डिजाइन मुझे पसंद नहीं आ रही है। एइ डिजाइन आमार भालो लागछे ना।
তাতে কি, অন্য শাড়ি দেখাচ্ছি।	तो क्या हुआ, दूसरी साड़ी दिखाता हूँ। ताते कि, अन्यो साड़ि देखाच्छि।
এগুলি না, রোজ পরার মত কিছু দেখান।	ये नहीं, रोज पहनने की कुछ साड़ियाँ दिखाइए। एगुलि ना, रोज परार मतो किछु देखान।

এ শাড়ি কত মিটার?

यह साड़ी कितने मीटर की है?
ए साड़ि कतो मिटार?

আমাদের সব শাড়ি ছয় মিটার করে।

हमारी सभी साड़ियाँ छः मीटर की हैं।
आमादेर सब साड़ि छय मिटार करे।

আমার একটা কাপড় লাগবে।

मुझे एक कपड़ा चाहिए।
आमार एकटा कापड़ लागबे।

কিন্তু আমার যতটা লাগবে মেপে দিও।

लेकिन मुझे जितना चाहिए माप कर उतना ही दीजिएगा।
किंतु आमार जतोटा लागबे मेपे दिओ।

তোমার কাপড় দেখে তো সব কটা কিনতে ইচ্ছা করছে।

तुम्हारे कपड़ों को देखकर तो मन कर रहा है कि सब खरीद लूँ।

तोमार कापड़ देखे तो सब कटा किनते इच्छे कोरछे।

তা হলে দেরি করছেন কেন! এখনই কিনে নিন।

तो देर क्यों कर रहे हैं? अभी खरीद लीजिए।
ताहले देरि कोरछेन केनो, एखनइ किने निन।

আমার টাকা কম পড়ে গেল নাহলে আমি সব কটা কিনে নিতাম।

मेरे पास पैसे कम पड़ गए नहीं तो मैं सारी खरीद लेता।

आमार टाका कम पड़े गेलो, ना हले सब कटा किने नितাম।

কোনো অসুবিধে নেই, পরে দিয়ে যাবেন।

कोई परेशानी नहीं है, बाद में दे दीजिएगा।
कोनो असुबिधे नेइ, परे दिये जाबेन।

তা কি করে হয়?

ऐसा कैसे हो सकता है? ता कि केर हय।

আমরা ক্রেডিট কার্ডেও বিক্রী করি।

हम क्रेडिट कार्ड पर भी सामान बेचते हैं।
आमरा क्रेडिट कार्डेउ बिक्रि करि।

না, না, ছুটতে-ছুটতে দুধ খাবো কেন?

नहीं, नहीं, दौड़ते हुए दूध क्यों पीना?
ना, ना, छुटते–छुटते दूध खाबो केनो?

ভাল কথা, সবাই যদি আপনার মত হত তাহলে সংসার কত ভাল হত?

अच्छी बात है, अगर सारे लोग आप जैसे होते तो यह दुनियाकितनी अच्छी होती?

भालो कथा, सबाइ जदि आपनार मतो हतो ताहले संसार कतो भालो हतो?

13. বাজার (Market) बाजार

এখানে বাজার কোথায়?	बाजार कहाँ है?	एखने बाजार कोथाय?
কিসের বাজার?	किस चीज का बाजार?	किसेर बाजार?

কিসের বাজার মানে?

किस चीज का बाजार का क्या मतलब है?
किसेर बाजार माने?

মানে মাছের বাজার, সব্জীর বাজার বা কাপড়ের বাজার।

यानी मछली का बाजार, सब्जी का बाजार या कपड़ों का बाजार?
माने माछेर बाजार, सब्जिर बाजार वा कापड़ेर बाजार?

আমি জানতাম না যে এখানে অতগুলি বাজার হয়।

मुझे पता नहीं था कि यहाँ इतने सारे बाजार हैं।
आमि जानताम ना जे एखने अतोगुलि बाजार हय।

আমি সাধারণ বাজারে যাব।

मैं साधारण बाजार में जाना चाहता हूँ।
आमि साधारन बाजारे जाबो।

এ দিক দিয়ে গেলে নিউ মার্কেট পড়বে।

इधर से जाने पर न्यू मार्केट आएगा।
एदिक दिये गेले न्यू मार्केट पोड़बे।

ওখানে আপনি সব জিনিস পেয়ে যাবেন।

वहाँ आपको सारी चीजें मिल जाएँगी।
ओखाने आपनि सब जिनिस पेये जाबेन।

আপনার কাছে পাঁচ টাকার খুচরো আছে?

आपके पास पाँच रुपए के छुट्टे हैं?
आपनार काछे पाँच टाकार खुचरो आछे?

এখানে সব কিছুর দাম বেশী মনে হচ্ছে।

लगता है यहाँ हर चीज के दाम अधिक हैं।
एखाने सबकिछुर दाम बेशि मने होच्छे।

এ সব আপনার ভুল ধারণা। | यह आपकी गलतफहमी है। ए सर्ब आपनार भूल धारना।

তাই না কি? | ऐसी बात है? ताइ ना कि ?

অন্য কোন বাজার এর মত নয়। | कोई दूसरा बाजार ऐसा नहीं है? आर कोनो बाजार एर मतो नय।

এখানে এমন কি পাওয়া যায়? | यहाँ ऐसा क्या मिलता है? एखाने एमोन कि पावा जाय?

অনেক জিনিস। | बहुत सी चीजें। अनेक जिनिस।

সে গুলি কী? | कौन सी चीजें? सेगुलि कि?

চন্দন কাঠের পুতুল পাওয়া যায়। | चन्दन की लकड़ी के खिलौने मिलते है। चंदन काठेर पुतुल पावा जाय?

আমায় চন্দন কাঠের একটি ঝুড়ি দাও। | मुझे चन्दन की लकड़ी की टोकरी दो। आमाय चंदन काठेर एकटि झुड़ि दाओ।

তা তো পাওয়া যায় না কিন্তু হাতি দাঁতের তৈরি অনেক কিছু পাওয়া যায়। | वह तो यहाँ नहीं मिलती लेकिन हाथी दाँत की बनी बहुत सी चीजें मिलती हैं। ता तो पावा जाय ना किंतु हाति दाँतेर अनेक किछु पावा जाय।

তা হলে দেখেই যাব। | तो देखकर ही जाऊँगा? ता हले देकेइ जाबो।

14. বাস স্ট্যান্ড (Bus Stand) बस स्टैण्ड

এখানে বাস স্ট্যান্ড কোথায়? | यह बस स्टैण्ड कहाँ है? एखाने बास स्टैंड कोथाय?

এখান থেকে আধ কিলোমিটর দূরে। | यहाँ से आधा किलोमीटर दूर? एखान थेके आध किलोमिटार दूरे

অনুরোধ করলে বাস থামাবার জায়গা কোথায়? | अनुरोध करने पर बस रोकने की जगह कहाँ है? अनुरोध कोरले बास थामाबार जायगा कोथाय?

যেখানে বাস দেখতে পাবেন। — जहाँ आपको बस दिखाई पड़े।
जेखाने बास देखते पाबेन।

কিন্তু হাত দেখালে তো বাস থামছে না। — लेकिन हाथ दिखाने पर तो बस नहीं रुक रही है।
किन्तु हात देखाले तो बास थामछे ना।

এটা অটো নয়, যে যেখানে হাত দেখাবেন সেখানেই থামিয়ে দেবে।
यह आटो नहीं है कि जहाँ हाथ दिखाइएगा वहीं रुक जाए।
एटा आटो नय, जे जेखाने हात देखाबेन, सेखानेइ थामिये देबे।

যেখানে লোক দাঁড়িয়ে আছে, সেখানে বাস থামানো উচিত কি না?
जहाँ लोग खड़े हों वहाँ बस रोकना उचित है या नहीं?
जेखाने लोक दांड़िये आछे, सेखाने बास थामानो उचित कि ना?

যদি তা করে তা হলে বাস এক মিটারও এগোতে পারবে না।
अगर ऐसा हुआ तो बस एक मीटर भी नहीं बढ़ पाएगी।
जदि ता करे ता हले बास एक मिटारउ एगोबे ना।

এই বাসে তো অনেক ভীড় আছে। — इस बस में तो बहुत भीड़ है।
एइ बासे तो अनेक भीड़ आछे।

দেখো তারা কি করে যাচ্ছে। — देखो, वे लोग कैसे जा रहे हैं।
देखो, तारा कि करे जाच्छे।

তারা তো দাঁড়িয়ে আছে। — वे लोग तो खड़े हैं। तारा तो दाँड़िये आछे।

সিটি বাস মানে কি? — सिटी बस का क्या मतलब है?
सिटि बास माने कि?

টিকিট কোথায় পাওয়া যাবে? — टिकट कहाँ मिलेगी? टिकिट कोथाय पावा जाबे?

কাউন্টার থেকে নিয়ে নিন। — काउंटर से ले लीजिए। काउंटार थेके निये निन।

বাসে দেয় না? — बस में नहीं देते? बासे देय ना?

যে বাসটি জেলায় যায় তার স্ট্যাণ্ড কোথায়। — जो बस जिले को जाती है, उसका स्टैण्ड कहाँ है?
जे बासटि जेलाय जाय तार स्टैंड कोथाय?

এখানে দাঁড়াও, আমি একবার টাইম-টেবিল দেখে আসছি।	यहीं रुको, मैं समय–सारणी देखकर आता हूँ। एखाने दांड़ाओ, आमि एकबार टाइमटेबिल देखे आसछि।
এখান থেকে কি রাজ্যের সব দিকে যাবার বাস পাওয়া যায়।	क्या यहाँ से राज्य के हर तरफ जाने के लिए बस मिलती है? एखान थेके कि राज्येर सब दिके जावार बास पावा जाय?
না পাওয়া যায় না।	नहीं, नहीं मिलती। ना पावा जाय ना।
কিছুটা এগিয়ে গিয়ে বাস বদলাতে হবে।	आगे जाकर बस बदलना पड़ता है। किछुटा एगिये गिये बास बदलाते हय।
হায়দ্রাবাদ থেকে রাজামুন্দরী যেতে কতটা সময় লাগে?	हैदराबाद से राजामुन्दरी जाने में कितना समय लगता है? हायेद्राबाद थेके राजामुंदरी जेते कतटा समय लागे?
নয় ঘন্টা লাগে।	नौ घंटे लगते है। नय घंटा लागे।
আজকাল বাসে যাওয়া-আসা বড্ড কঠিন হয়ে গেছে।	आजकल बस में कहीं आना–जाना बहुत कठिन हो गया है। आजकाल बासे जावा–आसा बड्डो कठिन होये गेछे।
এমন ভাঙাচোরা বাসে উঠতে আমারও ভাল লাগে না।	ऐसी टूटी–फूटी बस में चढ़ना मुझे अच्छा नहीं लगता। एमन भांगा–चोरा बासे उठते आमार भालो लागे ना।

15. আমাদের রাজ্য (Our State) हमारा राज्य

আমাদের রাজ্যের নাম অন্ধ্র প্রদেশ।	हमारे राज्य का नाम आंध्र प्रदेश है। आमादेर राज्येर नाम अन्ध्र प्रदेश।
আমাদের রাজ্যে তেইশটি জেলা আছে।	हमारे राज्य में तेइस जिले हैं। आमादेर राज्ये तेइसटि जेला आछे।

আমাদের রাজ্যে তিনটি প্রান্ত আছে। हमारे राज्य में तीन प्रान्त हैं।

आमादेर राज्ये तिनटि प्रांत आछे।

তাদের নাম কোস্তা, রায়লসীমা আর তেলাঙ্গানা। उनके नाम हैं कोस्ता, रायलसीमा और तेलंगाना।

तादेर नाम कोस्ता, रायलसीमा आर तेलेंगाना।

এই তিনটি প্রান্তের লোক একই ভাষায় কথা বলে। इन तीनों प्रान्तों के लोग एक ही भाषा बोलते हैं।

एइ तिनटि प्रांतेर लोक एकइ भाषाय कथा बले।

যারা সমুদ্রের ধারে থাকে তাদের কোস্তা বলা হয়। जो लोग समुद्र के किनारे रहते हैं उन्हें कोस्ता के नाम से जाना जाता है।

जारा समुद्रेर धारे थाके तादेर कोस्ता बला हय।

তাই শ্রীকাকুলম থেকে নেল্লুর পর্যন্ত জেলাগুলিকে কোস্তা বলা হয়।

इसीलिए श्रीकाकुलम से नेल्लूर तक के जिलों को कोस्ता कहते हैं।

ताई श्रीकाकुलम थेके नेल्लूर पर्जन्तो जेलागुलिके कोस्ता बला हय।

শ্রী কৃষ্ণ দেবরায় যে প্রান্ত বানিয়ে ছিলেন সেটাকে রায়লসীমা বলা হয়।

श्री कृष्णदेवराय ने जो प्रान्त बनाया था वह रायलसीमा कहलाता है।

श्री कृष्णदेवराय जे प्रान्त बानिये छिलेन सेटाके रायलसीमा बला हय।

কডপা, কর্নুল, চিত্তুর আর অনন্তপুরকে রায়লসীমা বলা হয়।

कडपा, कर्नुल, चित्तूर और अनंनतपुर को रायलसीमा कहा जाता है।

कडपा, कर्नुल, चित्तूर आर अनंनतपुर के रायलसीमा बला हय।

মহারাষ্ট্র, কর্নাটিক এবং অন্ধ্র প্রদেশের রাজ্যর কিছু এলাকা মুসলমান শাসকদের অধীন ছিল।

महाराष्ट्र, कर्नाटक एवं आंध्र प्रदेश राज्यों के कुछ हिस्से मुसलमान शासकों के अधीन थे।

महाराष्ट्र,कर्नाटक एवं आंध्र प्रदेश राज्येर किछु एलाका मुसलमान शासकदेर अधीन छिलो।

এ এলাকাগুলি একটি রাজ্যের মতন ছিল। ये इलाके एक राज्य जैसे थे।

ए एलाकागुलि एकटि राज्येर मतो छिलो।

এই রাজ্য তেলুগু ভাষী এলাকা গুলোকে তেলেঙ্গানা বলা হতো।

इन राज्यों के तेलुगु भाषी इलाकों को तेलेंगाना कहा जाता था।

एइ राज्ये तेलुगु भाषी एलाकागुलि के तेलेंगाना बला हतो।

সে এলাকাই এখন তেলেঙ্গানার মত হয়ে গেছে।

यही इलाके अब तेलंगाना जैसे बन गए हैं।

से एलाकाइ एखोन तेलंगानार मतो हये गेछे

আমাদের রাজ্যের রাজধানী হায়দ্রাবাদ।

हमारे राज्य की राजधानी हैदराबाद है।

आमादेर राज्येर राजधानी हायद्राबाद।

আমাদের রাজ্যে কৃষ্ণা, গোদাবরী, মঁজীরা, তুঙ্গভদ্রার মত পবিত্র নদী প্রবাহিত হয়।

हमारे राज्य में कृष्णा, गोदावरी, मंजीरा, तुंगभद्रा जैसी पवित्र नदियाँ प्रवाहित होती हैं।

आमादेर राज्ये कृष्णा, गोदावरी, मंजीरा, तुंगभद्रा मतो पवित्र नदी प्रवाहित हय।

এই রাজ্যে অনেক দরগা, মসজিদ, চার্চ আর মন্দির আছে।

इस राज्य में अनेक दरगाह, मस्जिद, गिरजे और मन्दिर हैं।

एइ राज्ये अनेक दरगा, मसजिद, चार्च आर मन्दिर आछे।

আমাদের রাজ্য শান্তিকামী রাজ্য।

हमारा राज्य शांति चाहने वाला राज्य है।

आमादेर राज्य शांतिकामि राज्य।

এখানের বাসিন্দারা শান্তিপ্রিয়।

यहाँ के निवासी शांतिप्रिय हैं।

एखानकार बासिन्दारा शांतिप्रिय।

ভারতবর্ষে আন্ধ্র প্রদেশকে বিশিষ্ট স্থান দেওয়া হয়েছে।

भारतवर्ष में आंध्र प्रदेश को विशेष स्थान दिया गया है।

भारतवर्षे आंध्र प्रदेश के विशिष्ट स्थान देया हयेछे।

16. জলখাবারের দোকান (Tiffin Centre) अल्पाहार गृह

দাদা, কাছাকাছি জলখাবারের কোনো ভাল দোকান আছে?

भाई साहब, आसपास नाश्ते की कोई अच्छी दुकान है क्या?

दकाछाकाछि जलखाबारेर कोनो भालो दोकान आछे?

আছে, সোজা গিয়ে ডান দিকে ঘুরে যাবেন।	हाँ है, सीधे जाकर दाहिनी ओर मुड़ जाइए। हें आछे, सोजा गिये डान दिके घुरे जाबेन।
আমরা একটা ভাল হোটেলে যাব।	हम किसी अच्छे होटल में जाना चाहते हैं। आमरा एकटा भालो होटेले जाबो। ।
না এখন না, পরে দেখব।	नहीं अभी नहीं, बाद में दखेंगे। ना, एखोन ना, परे देखबो।
জলখাবার সকালে খেতে হয়, দুপুরে নয়।	नाश्ता सुबह किया जाता है, दोपहर में नहीं। जलखाबार सकाले खेते हय, दुपुरे ना।
আপনারা কি নেবেন?	आपलोग क्या लेंगे? आपनारा कि नेबेन?
আমি ইডলী-দোসা খাব।	मैं इडली–डोसा खाऊँगा। आमि इडली–डोसा खाबो।
সাম্বার গরম আছে?	सांभर गरम है? सांभर गरम आछे?
আগে জল নিয়ে এসো।	पहले पानी लाओ। आगे जल निये एसो।
এই টেবিলটা পরিষ্কার করে দাও।	यह टेबल साफ करदो। एइ टेबिलटा परिष्कार करे दाओ।
এটি বড্ড অপরিচ্ছন্ন।	यह बहुत गंदी है। एटि बड्डो अपरिच्छन्नो।
ওই দিকটা ভাল, ওখানেই বসব।	उस तरफ अच्छा है, उधर ही बैठते हैं। ओदिकटा भालो, ओखानेइ बसबो।

এখানে পাখা আছে কিন্তু ঘোরে না, লাইট আছে কিন্তু জ্বলে না।

यहाँ पंखा है पर चलता नहीं, लाइट है पर जलती नहीं है।
एखाने पाखा आछे किंतु घोरे ना, लाइट आछे किंतु जले ना।

আমায় একটু দুধ দাও।	मुझे थोड़ा दूध दो। आमाय एकटु दूध दाओ।

দুধ ভাল লাগে কিন্তু তাতে চিনি মেশানো ভাল লাগে না।

दूध अच्छा लगता है पर उसमें चीनी मिलाना अच्छा नहीं लगता।
दूध भालो लागे किंतु ताते चिनि मेशानो भालो लागे ना।

মশলা ধোসা সব থেকে ভাল।	मसाला डोसा सबसे अच्छा है। मशला दोसा सब थेकेभालो।
এখানে কি ভাল জিনিস পাওয়া যায়।	यहाँ कौन सी अच्छी चीज मिलती है? एखाने कि भालो जिनिस पावा जाए?
এখানে একবার খেয়ে তো দেখুন।	एकबार खाकर तो देखिए। एकबार एखाने खेये तो देखुन ।
বারবার এখানেই খেতে ইচ্ছে করবে।	बारबार यहीं खाने का मन करेगा। बारबार अएखानेइ खेते इच्छे कोरबे।

17. ভোজনালয় (হোটেল) (Hotel) भोजनालय (होटल)

আমার খিদে পেয়েছে।	मुझे भूख लगी है।	आमार खिदे पेयेछे।
এখানে একটি মাত্র হোটেল আছে।	यहाँ केवल एक होटल है। एखाने एकटि मात्र होटेल आछे।	
ওখানে ভাল খাবার পাওয়া যায়?	वहाँ अच्छा खाना मिलता है? ओखाने भालो खाबार पावा जाय?	
টেস্ট ভাল।	स्वाद अच्छा है।	टेस्ट भालो।
কি দেব স্যার?	क्या दूँ सर?	कि दोबो सार?
মেনুটা নিয়ে এস।	मेनू ले आइए।	मेनूटा निये आसुन।
কি লাগবে স্যার।	क्या लगेगा सर?	कि लागबे सार?
আমি সাউথ ইণ্ডিয়ান খাব। **आमि साऊथ इंडियान खाबो।**	मैं साऊथ इंडियन खाऊँगा।	
আপনার সাউথ ইণ্ডিয়ান খাবার ভাল লাগে?	आपको साऊथ इंडियन अच्छा लगता है? आपनार साऊथ इंडियान भालो लागे?	

ভীষণ ভাল লাগে।	बहुत अच्छा लगता है। भीषण भालो लागे।
ভীষণ ভাল লাগে কেন?	बहुत अच्छा क्यों लगता है? भीषण भालो लागे केनो?
আমি তাতে ছয় রকম স্বাদ পাই।	उसमें मुझे छ तरह का स्वाद मिलता है। आमि ताते छय रकमेर स्वाद पाइ।
কি করে?	कैसे? कि करे?
যেমন ভাতে কোনো স্বাদ নেই।	जैसे कि भात में कोई स्वाद नहीं है। जेमन भाते कोनो स्वाद नेइ।
সেটাতে ডাল, ঘি, আচার মেশালে কেমন লাগে জানেন?	पर उसमें दाल, घी और अचार मिलाने के बाद कैसा लगता है, जानते हैं? सेटाते डाल, घी आर आचार मेशाले केमन लागे,जानेन?
না, আমি বলতে পারবো না।	नहीं मैं नहीं बता सकता। ना, आमि बोलते पारबो ना।
খেয়ে দেখে নাও।	खाकर देख लो। खेये देखे नाओ।
খাবারে গুজিয়াও আছে?	खाने में गुझिया भी है? खाबारे गुझियाउ आछे?
শুধু গুজিয়া না স্যার, লুচি, ফ্রাইড রাইস, তরকারি আর ভাজাও আছে।	केवल गुझिया नहीं सर, पूड़ी, फ्राइड राइस, सब्जी और भाजी भी है। सुधु गुझिया ना सार, पूड़ी, फ्राइड राइस, तरकारि आर भाजाओ आछे।
ধন্যবাদ ভাই, ভাল খাবার খাইয়েছো। কত বকশীশ দেব?	धन्यवाद भाई, अच्छा खाना खिलाया। ईनाम कितना दूँ? धन्यवाद भाई, भालो खाबार खाइयेछो। कतो बक्षीश देबो?
আপনার যা খুশী।	आपकी जो इच्छा हो। आपनार जा कुशी।
এখানে সার্বিস বড্ড ঢিলে।	यहाँ की सर्विस बहुत ढीली है। एखाने सार्विस बड्डो ढिले।

18. ডাকঘর (Post Office) डाक घर (पोस्ट ऑफिस)

ডাকঘব কোথায়?
डाकघर कहाँ है? डाकघर कोथाय?

সোজা গিয়ে বাঁ দিকে ঘুরলে একটা চড়াই পাবেন।
सीधे जाकर बाएं घूमने पर एक चढ़ाई मिलेगी।
सोजा गिए बाँ दिके घुरले एकटा चाड़ाइ पाबेन।

তাতে উঠে ডান দিকে তাকালে লাল বোর্ডে সাদা অক্ষরে লেখা দেখতে পাবেন।
उस पर चढ़कर देखने पर लाल बोर्ड पर सफेद अक्षरों से लिखा हुआ दिखाई देगा।
ताते उठे डान दिके ताकाले एकटि लाल बोर्ड सादा अक्षरे लेखा देखते पाबेन। ।

আমি এই চিঠিটা তাড়াতাড়ি পাঠাতে চাই।
मैं यह पत्र जल्दी भेजना चाहता हूँ।
आमि एइ चिठिटा ताड़ाताड़ि पाठाते चाइ।

স্পীড পোস্টে পাঠিয়ে দিন।
स्पीड पोस्ट से भेज दीजिए।
स्पीड पोस्टे पाठिये दिन।

কত টাকার টিকিট লাগাতে হবে?
कितने रुपए का टिकट लगाना होगा?
कतो टाकार टिकिट लागाते हबे?

টিকিট লাগাবার দরকার নেই।
टिकट लगाने की कोई जरूरत नहीं है।
टिकट लागाबार कोने दरकार नेइ।

এই খামটা একটু ওজন করে দিন।
इस लिफाफे को वजन कर दीजिए।
एइ खामटा एकटु उजन करे दिन।

এর ওজনের হিসাবে আপনাকে আশি টাকার টিকিট লাগাতে হবে।
इसके वजन के हिसाब से आपको अस्सी रुपए का टिकट लगाना होगा।
एर उजनेर हिसाबे आपनाके आशि टाकार टिकिट लागाते हबे।

চিঠি তাড়াতাড়ি পৌঁছানোর জন্য সঠিক পিনকোড লেখা জরুরী।
पत्र के जल्दी पहुँचने के लिए उस पर सही पिनकोड लिखा होना आवश्यक है।
चिठि ताड़ाताड़ि पउंछानोर जन्ये सठीक पिनकोड लेखा जरूरी।

বুক পোস্ট থাকলে খাম বন্ধ করবেন না।	बुक पोस्ट हो तो लिफाफा बन्द मत कीजिए। बुकपोष्ट थाकले खाम बंदो कोरबेन ना।
মানি অর্ডার কটা পর্য়ন্ত নেওয়া হয়?	मनी आर्डर कितने बजे तक लिया जाता है? मानि आर्डर कटा पर्जन्तो नेया हय?
তিনটে পর্য়ন্ত।	तीन बजे तक। तिनटे पर्जन्तो।
হাজার টাকা পাঠাতে হলে কত টাকা ফী দিতে হবে?	हजार रुपए भेजने के लिए कितने रुपए शुल्क देना होगा? हजार टाका पाठाते हले कतो टाका फी दिते हबे?
পঞ্চাশ (৫০) টাকা	पचास रुपए। पंचाश टाका।
মানি অর্ডার ফর্ম কি করে ভরতে হয়?	मनी आर्डर फार्म कैसे भरते हैं? मनी आर्डर फर्म कि करे भरते हय ?
ফর্ম কি করে ভরবেন সেটা ফর্মের উপর তিনটি ভাষায় লেখা আছে?	फार्म कैसे भरा जाएगा यह फार्म पर तीन भाषाओं में लिखा है। फर्म कि करे भरबेन सेटा फर्मेर ऊपर तिनटि भाषाय लेखा आछे।
ডাক কটায় বেরোয়?	डाक कितने बजे निकलती है? डाक कटाय बेरोय?
সকালের ডাক বেরিয়ে গেছে।	सुबह की डाक निकल गई है। सकालेर डाक बेरिये गेछे।
পরের ডাক চারটে সময় বেরোবে?	बादवाली डाक चार बजे निकलेगी? परेर डाक कटा समय बेरोबे?
আজকে ডাক বিলি করা হবে?	आज डाक बाँटी जाएगी? आजके डाक बिलि करा हबे?
হ্যাঁ, অবশ্যই করা হবে।	हाँ जरूर बाँटी जाएगी। हें, अवश्यइ करा हबे।

19. রেল স্টেশন (Railway Station) रेलवे स्टेशन

আজ আমি রাজামুন্দ্রী যেতে চাই।	मैं आज राजामुन्द्री जाना चाहता हूँ। आमि आज राजामुन्द्री जेते चाई।
কি করে যেতে চান? ট্রেনে না বাসে?	कैसे जाना चाहते हैं? ट्रेन से या बस से? कि करे जेते चानं? ट्रेने ना बासे?
ট্রেনে করে নয় ঘন্টায় আরাম করে যাওয়া যায়।	ट्रेन से नौ घंटे में आराम से जाया जा सकता है। ट्रेने करे नय घंटाय आराम से जावा जाय।
আসন সংরক্ষন করিয়ে নিয়েছেন?	सीट आरक्षित करा चुके हैं? आसन संरक्षित करिये नियेछेन?
হ্যাঁ, করিয়ে নিয়েছি।	हाँ, करा लिया है। हें, करिये नियेछि।
ভাগ্যের জোরে জানালার কাছে বসার জায়গা পেয়েছি।	किस्मत से खिड़की के पास बैठने की जगह मिल गई है। भाग्येर जोरे जानालार काछे बसार जायगा पेयेछि।
দেখে নিন নিজের জায়গায় বসেছেন না অন্য কারুর জায়গায়।	देख लीजिए, अपनी जगह पर बैठे हैं या किसी और की जगह पर। देखे निन, निजेर जायगाय बसेछेन ना अन्यो कारुर जायगाय।
আমি সব দেখেই বসেছি।	मैं सब कुछ देख कर ही बैठा हूँ। आमि सब देखेइ बसेछि।
জানালা বন্ধ করে নিন, নইলে নোংরা আসবে।	खिड़की बंद कर लीजिए नहीं तो कचरा अंदर आएगा। जानाला बंदो करे दिन नइले नोंगरा आसबे।
খাওয়ার কোচটি কোন দিকে?	खाने का डिब्बा किस तरफ है? खाउआर कामराटा कोन दिके?
ওদিকটায় চলে যান।	उस तरफ चले जाइए। ओदिकटा चले जान।

আমি কাল রাত্রের ট্রেনে মুম্বাই যাচ্ছি।

कल रात की ट्रेन से मैं मुंबई जा रहा हूँ।

आमि काल रात्रेर ट्रेने मुंबई जाच्छि।

মুম্বই জাওয়ার জন্য কি একটি মাত্র ট্রেন আছে?

मुंबई जाने के लिए क्या एक ही ट्रेन है?

मुंबई जावार जन्ये कि एकटि मात्र ट्रेन आछे?

হ্যাঁ, এখান থেকেএকটি ট্রেনই মুম্বাই যায়।

हाँ, यहाँ से बस एक ट्रेन मुंबई जाती है।

हैँ, एखान थेके एकटि ट्रेनइ मुंबई जाय।

ঠিক আছে।

ठीक है। ठीक आछे।

না হলে মাঝে গাড়ি বদলাতে হবে।

नहीं तो बीच में गाड़ी बदलनी होगी।

ना हले माझखाने गाड़ि बदलाते हबे।

আমি আপনার সাথে স্টেশনে যাব।

मैं आपके साथ स्टेशन चलूँगा।

आमि आपनार साथे स्टेशन जाबो।

তা হলে তুমি তাড়াতাড়ি তৈরি হয়ে নাও।

तो तुम जल्दी तैयार हो जाओ।

ता हले तुमि ताड़ाताड़ि तइरि हये नाओ।

তারা গাড়ি ধরতে পারে নি।

वे लोग गाड़ी नहीं पकड़ पाए।

तारा गाड़ि धरते पारे नि।

আজ ট্রেন আসতে অনেক দেরি করছে।

आज ट्रेन आने में बहुत देर हो रही है।

आज ट्रेन आसते अनेक देरी कोरछे।

হ্যাঁ, আজ ট্রনগুলি সঠিক টাইমে আসছে না।

हाँ, आज गाड़ियाँ सही समय से नहीं चल रही हैं।

आज ट्रेनगुलि सठिक टाइमे चोलछे ना।

খাওয়ার জন্য গাড়ি থেকে নামার দরকার হয় না।

खाने के लिए गाड़ी से नीचे उतरने की जरूरत नहीं पड़ती।

खावार जन्ये गाड़ि थेके नामार दरकार हय ना।

গাড়িতেই খাবার পাওয়া যায়।

गाड़ी में खाना मिलता है।

गाड़ितेइ खाबार पावा जाय।

যদি ভাল খাবার পাওয়া যায় তা হলে যাত্রা যতই দীর্ঘ হোক আমার কেনো আপত্তি নেই।

अगर खाना अच्छा मिले तो यात्रा चाहे जितनी लम्बी हो मैं परवाह नहीं करता।

जदि भालो खाबार पावा जाय ताहले यात्रा जतोइ दीर्घ होक आमार कोनो आपत्ति नेइ।

20. क्रीड़ा (Sports) खेल

আপনি কি খেলেন?	आप कौन सा खेल खेलते हैं? आपनि कि खेलेन?
আমি দাবা খেলি।	मैं शतरंज खेलता हूँ। आमि दाबा खेलि।
আপনার কি খেলতেভাল লাগে?	आपको क्या खेलना अच्छा लगता है? आपनार कि खेलते भालो लागे?
আমি ঘুড়ি ওড়াতে পারি।	मैं पतंग उड़ा सकता हूँ। आमि घुड़ि ओड़ाते पारि।
তারা কোন খেলার খেলোয়াড়?	वे लोग किस खेल के खिलाड़ी हैं? तारा कोन खेलार खेलवाड़?
তারা কাবাডি ভাল খেলে।	वे कबड्डी खेलते हैं। तारा काबाडि खेले।
আজকাল ক্রিকেটকে বেশী উৎসাহ দেওয়া হচ্ছে।	आजकल क्रिकेट को अधिक प्रोत्साहित किया जा रहा है। आजकाल क्रिकेट के बेशी उत्साह देया हय।
শুধু আজ-কাল না, তাকে তো সব সময় উৎসাহ দেওয়া হয়, আপনি কি জানেন না?	केवल आजकल नहीं, उसे तो हमेशा बढ़ावा दिया जाता है, क्या आपको यह पता नहीं हैं? सुधु आजकाल ना, ताके तो सब समय उत्साह देया हय, आपनि कि जानेन ना?
আপনার কথাই ঠিক।	आपकी बात सही है। आपनार कथाइ ठीक।
ক্রিকেট ছাড়া কি অন্য কোন খেলা নেই?	क्या क्रिकेट को छोड़कर कोई अन्य खेल नहीं है? क्रिकेट छाड़ा कि अन्यो कोनो खेला नेइ?
আমার হাই জাম্প ভাল লাগে।	मुझे ऊँची छलांग अच्छी लगती है। आमार हाइ जाम्प भालो लागे।
তুমি কি তাতে ভাল।	क्या तुम उसमें अच्छे हो? तुमि कि ताते भालो?

না ! না ! আমার দেখতে ভাল লাগে।	नहीं! नहीं! मुझे देखना अच्छा लगता है। ना! ना! आमार देकते भालो लागे।
আপনি জানেন, সে কে ?	आप जानते हैं, वह कौन है? आपनि जानेन से के?
জানি, সে ফাস্ট রানার।	जानता हूँ, वह तेज धावक है। जानि, से फास्ट रानार।
আপনার খেলার স্কুলে কি রোজ খেলার জন্য সময় ঠিক করা আছে ?	क्या आपकी खेल पाठशाला में रोज खेलने का समय तय है? आपनार खेलार स्कूले कि रोज खेलार जन्यो साय ठीक करा आछे?
হ্যাঁ, আমরা রোজ চারটেব সময় মাঠে যাই।	हाँ, हम लोग रोज शाम को चार बजे खेलने के लिए मैदान में जाते हैं। हें, आमरा रोज चारटेर समय माठे जाइ।
ওখানে আপনারা কি-কি খেলেন ?	वहाँ आपलोग कौन–कौन सा खेल खेलते हैं? ओखाने आपनारा कि कि खेलेन?
যদি আপনি না হাসেন তাহলে আমি বলতে পারি।	अगर आप हँसें नहीं तो मैं बता सकता हूँ। जदि आपनि ना हासेन ताहले आमि बोलते पारि।
হাসবো না, বলুন।	नहीं हँसूंगा, बताइए। हाँसबो ना, बोलुन।
আমরা গুলি (মার্বেল) খেলি।	हम कंचे खेलते हैं। आमरा गुलि खेलि।
সে সাঁতার কাটতে ভালবাসে।	उसे तैरना अच्छा लगता है। से सांतार काटते भालोबासे।
কিন্তু জল নেই।	लेकिन पानी नहीं है। किंतु जल नेइ।
কেউ জানে না যে খেলায় কে জিতবে আর কে হারবে।	कोई नहीं जानता कि खेल में किसकी जीत होगी और किसकी हार। केउ जाने ना खेलाय के जितबो आर के हारबे।

যাই হোক, একটা কথা সবাই জানে যে যারা খেলে তাদের স্বাস্থ্য ভাল থাকে।	जो भी हो, एक बात सभी जानते हैं कि जो लोग खेलते हैं, उनका स्वास्थ्य अच्छा रहता है।	जाइ होक, एकटा कथा सबाइ जाने जे जारा खेले तादेर स्वास्थो भालो थाके।

21. স্বাস্থ্য (Health) स्वास्थ्य (आरोग्य)

আপনি কেমন আছেন?	आप कैसे हैं?	आपनि केमन आछेन?
ভাল না।	अच्छा नहीं हूँ।	भालो ना।
কি হল?	क्या हुआ?	कि होलो?
আমার পেটে ব্যথা হচ্ছে।	मेरे पेट में दर्द हो रहा है।	आमार पेटे व्यथा हच्छे।
কেন হচ্ছে?	क्यों हो रहा है?	केनो हच्छे?
তা জানলে তো এত সমস্যা থাকতো না।	यह पता होता तो कोई समस्या ही नहीं थी।	ता जानले तो एत सास्या होतो ना।
দু-এক বার হলে ঠিক আছে।	कभी–कभार हो तो ठीक है।	दु–एक बार हले ठीक आछे।
যদি বার-বার হয় তো পেটে কোন সমস্যা থাকতে পারে।	अगर बार–बार होता है तो पेट की कोई समस्या हो सकती है।	जदि बार–बार हय तो पेटे कोनो समस्या थाकते पारे।
আগে তো আপনি ভাল ছিলেন।	पहले तो आप ठीक थे।	आगे तो आपनि भालो छिलेन।
আমার ব্যবসাতে লোকসান হয়েছে, তাই সময় মত খাওয়া হয় নি।	मेरे व्यापार में घाटा हुआ है, इसीलिए समय से खाना–पीना नहीं हुआ।	आमार व्यावसाते लोकसान हयेछे, ताइ समय मतो खावा हय नि।
কি ওযুধ নিয়েছেন?	क्या दवा ले रहे हैं?	कि असुध नियेछेन?

অনেক গুলি।	कई दवाएं लीं। अनेक गुलि।
আপনার বাচ্চারা কেমন আছে?	आपके बच्चे कैसे हैं? आपनार बाच्चारा केमन आछे?
ছোটটার মাথা ব্যথা আর বড়টার কাশি হয়েছে।	छोटे के सिर में दर्द है और बड़े वाले को खांसी हुई है। छोटोटार माथा व्यथा आर बड़ोटार काशि हयेछे।
এর মানে জানেন?	इसका मतलब समझते हैं? एर माने जानेन?
আপনারা স্বাস্থ্য নিয়মকে অবহেলা করছেন।	आपलोग स्वास्थ्य के नियमों की अनदेखी कर रहे हैं। आपनारा स्वास्थेर नियम के अवहेला करछेन।
কি করব?	क्या करूँ? कि कोरबो?
রোজ সকালে এক থেকে দেড় লিটার জল খাবেন।	रोज सबेरे एक से डेढ़ लीटर पानी पीजिए। रोज सकाले एक थेके देड़ बिटार जल खाबेन।
সকাল বেলা জল খেলে আমার মাথা ঘোরে।	सुबह–सुबह पानी पीने से मुझे चक्कर आता है। सकाल बेला जल खेले आमार माथा धोरे।
আপনি কি সিগারেট খান?	क्या आप सिगरेट पीते हैं? आपनि कि सिगारेट खान?
তুমি কি কিছু ট্যাবলেট দেবে?	तुम क्या कोई गोली दोगे? तुमि कि किछु टेबलेट देबे?
আমি দিই না কিন্তু উনি দেন।	मैं नहीं देता लेकिन वे देते हैं। आमि दीइ ना किंतु उनि देन।
স্বাস্থ্যই সব, এ কথা খুব গুরুত্বপূর্ণ।	स्वास्थ्य ही सब कुछ है, यह बात बहुत महत्वपूर्ण है। स्वास्थोइ सब, ए कथा खुब गुरुत्वपूर्नो ।

22. ডাক্তারের কাছে (Doctor) डॉक्टर के पास

এখানে বসুন	।यहाँ बैठिए।	एखाने बसुन।
কি সমস্যা।	क्या परेशानी है?	कि समस्या?
নিশ্বাস নেবার সময় ব্যথা হচ্ছে।	साँस लेने में तकलीफ हो रही है। निश्वास नेयार समय व्यथा होच्छे।	
নিশ্বাস নিন।	साँस लीजिए।	निश्वास निन।
এ সমস্যা কবে থেকে?	यह समस्या कब से है?	ए समस्या कबे थोके?
সাত মাস ধরে।	सात महीने से है।	सात मास धरे।
আর কি সমস্যা আছে?	और क्या परेशानी है?	आर कि समस्या आछे?
খিদে পায় না।	भूख नहीं लगती।	खिदे पाय ना।
ওজন বেড়ে গেছে।	वजन बढ़ गया है।	उजन बेड़े गेछे।
প্রায় কাশি হয়।	अक्सर खांसी रहती है।	प्राय काशि हय।
কিছু করার ইচ্ছে করে না।	कुछ भी करने का मन नहीं करता। किछु करार इच्छे करे ना।	
সব সময় রাগ হয়।	हमेशा गुस्सा आता है।	सब समय राग हय।
একটি প্রশ্ন করেছি তো একশো উত্তর দিয়ে দিলেন।	एक प्रश्न किया तो सौ उत्तर दे दिए। एकटि प्रश्नो करेछि तो एकशो उत्तर दिये दिलेन।	
কি করব স্যার, আমার সমস্যার তো শেষ নেই।	क्या करूँ सर, मेरी तकलीफों का तो अंत नहीं है? कि कोरबो सार, आमार समस्यार तो शेष नेइ।	
সবার চেয়ে জরুরী ওষুধ হল কথা কম বলা।	सबसे जरूरी दवा है कम बोलना। सब चेये जरुरी अषुध हलो कथा कम बला।	
আহারের প্রতি সতর্ক থাকুন।	भोजन में सावधानी बरतें। आहारेर प्रति सतर्क थाकुन।	

কিছু দিন মাত্র দু বার খান। कुछ दिन तक केवल दो बार खाना खाइए।
किछु दिन मात्र दु बार खान।

ঘাবড়াবেন না। घबड़ाने की कोई बात नहीं है।

घाबड़ाबेन ना।

উপোস করার দরকার নেই। उपवास करने की जरूरत नहीं है।

उपोस करार दरकार नेइ।

আমি ওষুধ দিচ্ছি। मैं दवा देता हूँ।

आमि अषुध दिच्छि।

আমি যেমন বলব সেই সময় খাবেন। जैसा मैं बताऊँ, उसी समय लीजिएगा।

आमि जेमन बोलबो, सेइ समय खाबेन।

আপনার সর্দি হয় নি তো? आपको जुकाम तो नहीं हुआ है?
आपनार सर्दी हय नि तो?

প্রত্যক দিন সকালে ব্যায়াম করা আরম্ভ করুন। रोज सुबह व्यायाम करना शुरु करें।
प्रत्येक दिन सकाले व्यायाम करा आरंभ करुन।

ধন্যবাদ ডাক্তার সাহেব। धन्यवाद, डाक्टर साहब।

धन्यबाद डाक्टार साहेब।

23. বিনোদন (Entertainment) मनोरंजन

আজকাল অনেক লোক বিনোদনের জন্য प्রচুর খরচ করে। आजकल बहुत से लोग मनोरंजन पर काफी पैसे खर्च कर देते हैं।
आजकाल अनेक लोग बिनोदनेर जन्यों प्रचुर पयता खरच करे।

এই যান্ত্রিক জীবনধারায় সবার ভীষণ টেনশান হয়। इस मशीनी जीवनशैली में सबको बहुत तनाव होता है।
एइ यांत्रिक जीवन धाराय सबार भीषन टेंशान हय।

প্রত্যেকে সুখে জীবন কাটাতে চায়। हर कोई सुख से जीवन बिताना चाहता है।
प्रत्येके सुखे जीवन काटाते चाय।

কিন্তু ভাবনা আর সুখের মধ্যে কোনো সম্পর্ক নেই। लेकिन विचारों और सुख में कोई संबंध नहीं है।
किंतु भावना आर सुखेर मध्ये कोनो संपर्को नेइ।

তাই সবাই বিনোদনের পিছনে ছুটছে। इसीलिए सब मनोरंजन के पीछे भाग रहे हैं।
ताइ सबाइ बिनोदनेर पिछने छुटछे।

কিছু লোক সঙ্গীত চর্চা পছন্দ করে। कुछ लोग संगीत का रियाज करते हैं।
किछु लोक संगीत चर्चा करे।

আর কিছু লোকের সিনেমা ভাল লাগে। कुछ अन्य लोगों को सिनेमा अच्छा लगता है।
आर किछु लोकेर सिनेमा भालो लागे।

এ সব কিসের জন্য। यह सब किस लिए? ए सब किसेर जन्यो?

মানসিক শান্তির জন্য। मानसिक शांति के लिए। मानसिक शांतिर जन्यो।

যার মাথায় যত চিন্তা আর টেনশান থাকে সে তত বেশী বিনোদন চায়। जिसके दिमाग में जितनी अधिक चिंता और तनाव रहता है वह उतना ही अधिक मनोरंजन चाहता है।
जार माथाय जतो चिंता आर टेंन्शान थाके से ततो बेशी बिनोदन चाय।

যতক্ষন মন বিনোদনে ভুলে থাকে ততক্ষন সে চিন্তা-মুক্ত থাকে। जब तक मन मनोरंजन में लगा रहता है तब तक वह चिंताओं से मुक्त रहता है।
जतो क्षन मन बिनोदने भूले थाके ततोखन से चिंता मुक्त थाके।

ওদিকে তাকাও বাচ্চারা কি করছে। उधर देखो, बच्चे क्या कर रहे हैं।
उदिके ताकाओ, बाच्चारा कि कोरछे?

ওখানে বাচ্চারা দোলনায় দুলছে। बच्चे वहाँ झूला झूल रहे हैं।
ओखाने बाच्चारा दोलनाय दुलछे।

ওই লোকেদের দেখো। उन लोगों को देखो। ओइ लोकेदेर देखो।
তারা কত খুশী। वे कितने खुश हैं। तारा कतो खुशी?

এ তো আমিও জানি। यह तो मैं भी जानता हूँ। ए तो आमिओ जानि।

এর কারণ বলতে পার?	इसका कारण बता सकते हो। एर कारन बोलते पारो?
তাদের অনেক সম্পত্তি, তাই তারা অত খুশী।	उनके पास बहुत धन है इसीलिए वे खुश हैं। तादेर अनेक सम्पति ताइ तारा अतो खुशी।
তা নয়।	ऐसा नहीं है। ता नय।
মন কে একটু বিশ্রাম দাও।	मन को जरा विश्राम दो। मन के एकटु विश्राम दाओ।
তাই সবাইকে খেলা-ধুলো বা গান-বাজনা দিয়ে মনকে শান্ত রাখতে হয়।	इसीलिए मन को खेल–कूद या गाने–बजाने में लगा कर शांत रखना होता है। ताइ सबाइ के खेला–धुला वा गान–बाजना दिये मन के शांतो राखते हय।
যদি তুমি সুখী জীবন পেতে চাও তা হলে সঙ্গীত-নৃত্য বা খেলা-ধুলো শেখা আরম্ভ করো।	अगर तुम सुखी जीवन पाना चाहते हो तो नाच–गाना या खेल–कूद सीखना आरम्भ कर दो। जदि तुमि तुखी जीवन पेते चाओ ता हले संगीत–नृत्य वा खेला–धुला शेखा आरम्भ करो।

24. বেকারী (Bakery) बेकरी

আমরা আজকে একটি ভাল বেকারীতে যাব।	आज हम किसी अच्छी बेकरी में जाएंगे। आमरा आजके एकटि भालो बेकारिते जाबो।
কেন? বিশেষ কিছু?	क्यों? कोई विशेष बात है? केनो? विशेष किछु?
হ্যাঁ, পরশু আমার ছেলের জন্মদিন।	हाँ, परसों हमारे बेटे का जन्मदिन है। हें, परसु आमार छेलेर जन्मोदिन।
ওই গলিতে একটি বেকারী আছে।	उस गली में बेकरी है। ओइ गलिते एकटि बेकारि आछे।
সে টাটকা রুটি বিক্রি করে।	वह ताजी रोटियाँ बेचता है। से टाटका रुटि बिक्री करे।

ঠিক আছে, আমরা ওটাতেই যাব।	ठीक है, हम उसी में जाएंगे। ठीक आछे, आमरा ओटातेइ जाबो।
ভাই, আপনি বার্থডে কেকের আর্ডর নেবেন?	भाई, आप जन्मदिन के केक का आर्डर लेते हैं? भाई, आपनि जन्मोदिनेर केकेर आर्डार नेबेन?
হ্যাঁ স্যার, বলুন।	हाँ सर, बताइए। हें सार, बोलुन।
কি কেক বানাতে হবে?	कैसा केक बनाना चाहते हैं? कि केक बानाते हबे?
আপনার কাছে কত রকমের কেক পাওয়া যায়।	आपके पास कितनी तरह का केक मिलता है? आपनार काछे कतो रकमेर केक पावा जाय?
সিম্পল কেক, বাটার কেক, স্পেশাল কেক, ডিম কেক, ডিম ছাড়া কেক. সব রকমের কেক পাওয়া যায়।	साधारण केक, बटर केक, स्पेशल केक, अंडे का केक, बिना अंडे का केक हर तरह का केक मिलता है। सिम्पल केक, बटर केक, स्पेशल केक, डिम केक, डिम छाड़ा केक, सब रकमेर केक पावा जाय।
কেকের জন্য এডভান্স করতে হবে?	केकर के लिए एडवान्स देना होगा? केकेर जन्यों कतो एडवान्स दिते हबे?
কেকের উপর কি লিখতে হবে, বলুন।	केक पर क्या लिखना होगा, बताइए। केकेर ऊपर कि लिखते होबे, बोलुन।
আমায় জ্যামের একটি বোতল আর এক ডজন ডিম দিন।	मुझे जैम की एक बोतल और एक दर्जन अंडे दीजिए। आमाय जैमेर एकटि बोतल आर एक डजन डिम दिन।
কাল আপনি আমায় বাসি জিনিস দিয়েছিলেন।	कल आपने मुझे बासी चीजें दी थीं। काल आपनि आमाय बासि जिनिस दिये छिलेन।
আমি এ কথা স্বীকার করবো না।	मैं यह बात नहीं मानूँगा। आमि ए कथा स्वीकार करबो ना।
তার মানে আমি মিথ্যা বলছি?	इसका मतलब मैं झूठ बोल रहा हूँ? तार माने आमि मिथ्या बोलछि।
আমার দোকানে খারাপ জিনিস থাকে না।	मेरी दुकान में खराब चीजें नहीं रहतीं। आमार दोकाने खाराप जिनिस थाके ना।

আমি এনে দেখাব?	मैं लाकर दिखाऊँ?	आमि एने देखाबो?
রাগ করবেন না।	गुस्सा मत कीजिए।	राग कोरबेन ना।

জিনিস যত ভালই হোক, কখনো না কখনো খারাপ হয়ে যায়।

चीजें चाहे जितनी अच्छी हों, कभी न कभी खराब हो ही जाती हैं।

जिनिस जतो भालोइ होक, कखनो ना कखनो खाराप हये जाय।

ঠিক আছে, ছাড়।	ठीक है, छोड़ो।	ठीक आछे छाड़ो।

আমায় একটা আইসক্রীম দাও।

मुझे एक आइसक्रीम दो।

आमाय एकटा आइसक्रीम दाओ।

একটি প্যাকেটে দুটি পেস্ট্রী দিয়ে ওনাকে দিয়ে দাও।

एक पैकेट में दो पेस्ट्री डालकर इन्हें दे दो।

एकटि पैकेटे दुटि पेस्ट्री दिये उनाके दिये दाओ।

25. মেরামত (Repair) मरम्मत

দাদা, আমার কম্পিউটার কাজ করছে না।

भाई, हमारा कम्प्यूटर काम नहीं कर रहा है।

भाई, आमादेर काम्प्यूटार काज कोरछे ना।

আপনার কম্পিউটারে কি সমস্যা হয়েছে?

आपके कम्प्यूटर में क्या खराबी है?

आपनारे काम्प्यूटारे कि समस्या होयेछे?

আমি জানি না।	मुझे पता नहीं।	आमि जानि ना।
কম্পিউটার কোথায়?	कम्प्यूटर कहाँ है?	काम्प्यूटार कोथाय?
ওই হলে রাখা আছে।	उस हाल में रखा है।	ओइ हाले राखा आछे।
কবে খারাপ হল?	कब खराब हुआ?	कबे खाराप होलो?

কাল রাতে।	कल रात को।	काल राते।
কেউ কি কিছু করেছিলো।	किसी ने कुछ किया था क्या?	केउ कि किछु कोरेछिलो?
না।	नहीं।	ना।
তা হলে কি নিজে থেকে বন্ধ হয়ে গেছে?	तो क्या अपने आप बन्द हो गया?	ता हले कि निजे थेके बंदो हये गेलो?
তাই তো বলছি।	वही तो कह रहा हूँ।	ताइ तो बोलछि।
আমি এটাকে ঠিক করার চেষ্টা করেছিলাম।	मैंने इसे ठीक करने की कोशिश की थी।	आमि एटाके ठीक करार चेष्टा करेछिलाम।
কিন্তু সমস্ত চেষ্টাই বৃথা হয়ে গেলো।	लेकिन सारी कोशिश बेकार हो गई।	किंतु समस्त चेष्टाइ वृथा होये गेलो।
এটা ঠিক করতে কত টাকা লাগবে?	इसे ठीक करने का कितना खर्च लगेगा?	एटा ठीक कोरते कतो टाका लागबे?
এখন বলতে পারছি না।	अभी नहीं बता सकता।	एखोन बोलते पारछि ना।
এটা কে আমার দোকানে নিয়ে যাচ্ছি।	मैं इसे अपनी दुकान में ले जाता हूँ।	आमि एटाके आमार दोकाने निये जाच्छि।
ভাল ভাবে দেখে নিয়ে বলছি।	ठीक से देखकर बताऊँगा।	भालो कोरे देखे निये बोलछि।
আপনার কাছে হাতুড়ি আছে?	क्या आपके पास हथौड़ी है?	आपनार काछे हातुड़ि आछे?
আছে, কিন্তু কেনো?	है, लेकिन क्यों?	आछे किंतु केनो?
আমার বাড়িতে একটু মেরামতের কাজ করার ছিল।	मेरे घर में कुछ मरम्मत का काम करना है।	आमार बाड़िते एकटु मेरामतेर काज करार छिलो।
আমার জানালার দুটি পেরেক ভেঙে গেছে।	मेरी खिड़की की दो कीलें टूट गई हैं।	आमार जानालार दुटि पेरेक भेंगे गेछे।

নিজের কাজ শেষ করে আমার কাজটা করে দেবেন ?	अपना काम पूरा करने के बाद मेरा काम कर देंगे?
	निजेर काज शेष करे आमार काज करे देबेन?
নিশ্চই করে দেব।	जरूर कर दूँगा। निश्चइ कोरे देवो।
বাড়ির এমন ছোট-ছোট জিনিসের মেরামত করাতে চাই।	घर की कुछ छोटी–छोटी चीजों की मरम्मत करवाना चाहता हूँ।
	बाड़िर एमन छोटो–छोटो जिनिसेर मेरामत कराते चाइ।

26. কম্পিউটার কেনা (Computer Purchase) कम्प्यूटर की खरीदारी

আমার একটা কম্পিউটার লাগবে।	मुझे एक कम्प्यूटर चाहिए।
	आमार एकटा काम्प्यूटार लागबे।
কোন কোম্পানির নেবেন ?	किस कम्पनी का चाहिए ? कोन कोम्पानिर नेबेन?
আপনার কাছে কোন কোম্পানির আছে?	आपके पास किस कम्पनी का है?
	आपनीर काछे कोन कोम्पानिर आछे?
বেশ কয়েকটি কোম্পানির।	कई कम्पनियों का।
	बेश कएकटि कोम्पनिर।
কোন কোম্পানি সব থেকে ভাল।	कौन सी कम्पनी सबसे अच्छी है?
	कोन कोम्पानी सब थेके भालो?
স্যার, আমি বিক্রী করি। আমার সব কোম্পানি ভাল লাগে।	सर, मैं तो बेचता हूँ। मुझे सभी कम्पनियाँ अच्छी लगती हैं।
	सर, आमि तो बिक्री करि। आमार सब कोम्पनी भालो लागे।
কোন কোম্পানির কম্পিউটাব বেশী বিক্রী হচ্ছে?	किस कम्पनी का कम्प्यूटर अधिक बिक रहा है?
	कोन कोम्पानिर काम्प्यूटार बेशी बिक्री होच्छे?
সত্যি বলতে কি আমরা তৈরি করে বিক্রী করি।	सच कहूँ तो हम बनाकर बेचते हैं।
	सत्ति बोलते कि आमरा तइरि करे बिक्री करि।
তার মানে?	इसका मतलब? तार माने?

আলাদা-আলাদা কোম্পানির জিনিস দিয়ে একটা সেট তৈরি করি স্যার।	अलग–अलग कम्पनियों का सामान लगाकर एक सेट बनाते हैं सर। आलादा–आलादा कोम्पानिर जिनिस लागिये एकटा सेट तइरि करि सर।
আমি বুঝতে পারলাম না।	मेरी समझ में नहीं आया। आमि बुझते पारलाम ना।
কি করে বোঝালে আপনি বুঝতে পারবেন?	कैसे समझाऊँ कि आप समझ सके? कि कोरे बोझाले आपनि बुझते पारबेन?
দেখুন স্যার, যেমন, মনিটর, এক্স কোম্পানির তো কী-বোর্ড ওয়াই কোম্পানির, ইয়ু পিএস জেড কোম্পানির আর মাউস এ কোম্পানির।	देखिए सर, जैसे कि मानिटर एक्स कम्पनी का, तो की–बोर्ड वाई कम्पनी का, यूपीएस जेड कम्पनी का और माऊस ए कम्पनी का। देखुन सार, जेमन मानिटर एक्स कोम्पनिर, तो की–बोर्ड वाई कोम्पनिर, यूपीएस जेड कोम्पनिर और माऊस ए कोम्पनिर।
ঠিক আছে, বুঝলাম।	ठीक है, समझ गया। ठीक आछे, बुझलाम।
আমার জন্য একটি ভাল সেট তৈরি করে দিন।	मेरे लिए एक अच्छा सेट बना दीजिए। आमार जन्यो एकटि भालो सेट तइरि करे दिन।
সেটি তৈরি করতে কত খরচ পড়বে?	बनाने में कितना खर्च आएगा? सेट तइरि करते कतो करच पोड़बे?
কম পক্ষে বত্রিশ হাজার।	कम से कम बत्तीस हजार। कम पक्षे बत्रिश हाजार।
আপনি ওটাকে চালিয়ে দেখিয়ে দেবেন তো?	आप उसे चलाकर दिखा देंगे न? आपनि उटाके चालिये देखिये देबेन तो?
কিস্তিতে নেবার ব্যবস্থা আছে কি?	किस्तों पर लेने का क्या प्रबंध है? किस्तिते नेबार कि व्यवस्था आछे?
চল্লিশ শতাংশ নগদ দিতে হবে, যা বাকি থাকবে প্রতি মাসে ছয় শতাংশ করে দিতে হবে।	चालीस प्रतिशत नगद देना होगा, जो बाकी रहेगा वह छः प्रतिशत की मासिक किस्तों में देना होगा। चल्लिश षतांष नगद दिते हबे, जा बाकि थाकबे प्रति मासे छय शतांशेर किस्तिते दिते हबे।

সেট কত দিনে তৈরি করে দেবেন?	सेट कितने दिन में बना देंगे? सेट कतो दिने तइरि करे देबेन?
কাল সন্ধ্যায় আপনার বাড়ি চলে যাবে।	कल शाम तक आपके घर पहुँच जाएगा। काल संध्याते आपनार बाड़ि चले जाबे।

27. ওষুধের দোকান (Medical Shop) दवाइयों की दुकान

এই কাগজে লেখা ওষুধগুলি দিন।	इस पुर्जे पर लिखी हुई दवाएं दीजिए। एइ कागजे लेख अषुधगुलि दिये दिन।	
আমাদের কাছে 'এক্স' ট্যাবলেট নেই, 'ওয়া ই' দিয়ে দেব?	मेरे पास 'एक्स' टेबलेट नहीं है, 'वाई' दे दूँ। आमादेर काछे 'एक्स' टेबलेट नेइ, 'वाई' दिये देबो?	
না, ডাক্তার যা লিখেছেন, তাই দেবেন।	नहीं, डाक्टर ने जो लिखा है, वही दीजिए। ना, डाक्टर जा लिखेछेन, ताइ देबेन।	
ক্ষমা করবেন, আমাদের কাছে মাল শেষ হয়ে গেছে।	क्षमा कीजिए, हमारे पास माल समाप्त हो गया है। क्षमा करबेन, आमादेर काछे माल शेष होये गेछे।	
কবে আসবে?	कब आएगा?	कबे आसबे?
কাল নতুন মাল অসার কথা আছে।	कल नया माल आने की बात है। काल नतुन माल आसार कथा आछे।	
আমায় একটা ব্যথার ওষুধ দিন।	मुझे दर्द की कोई दवा दीजिए। आमाय एकटा व्यथार अषुध दिन।	
বযস কত?	उम्र कितनी है?	वयस कतो?
বয়স্কদের জন্য।	वयस्कों के लिए।	वयस्कदेर जन्यो?
ডাক্তারের প্রেসক্রিপশান না হলে আমরা ওষুধ দিই না।	डाक्टर का नुस्खा न होने पर हम दवा नहीं देते। डाक्तारेर प्रेसक्रिप्शान ना थाकले आमरा अषुध ही ना।	

এবার দিয়ে দিন, এর পর দেবেন না।

इस बार दे दीजिए, आगे से मत दीजिएगा।
एबार दिये दिन, एर परे देबेन ना।

দিতে অসুবিধে নেই, কিন্তু কোনো সমস্যা হলে কে দায়ী হবে?

देने में कोई परेशानी नहीं है, लेकिन कोई समस्या हुई तो कौन जिम्मेदार होगा?

दिते असुविधे नेइ, किंतु कोनो समस्या हले के दायी हबे?

আমায় দিতে বলবেন না, আমি দিতে পারব না।

मुझे देने को मत कहिए, मैं नहीं दे पाऊँगा।
आमाय दिते बलबेन ना, आमि दिते पारबो ना।

স্যার, আমায় একটা মলম দিন।

महाशय, मुझे एक मलहम दीजिए।
सार, आमाय एकटा मलम दिन।

এটা এক্সটার্নল ব্যবহারের জন্য।

यह बाहरी उपयोग के लिए है।
एटा एक्सटार्नल व्यवहारेर जन्यो।

আমি জানি।

मैं जानता हूँ। आमि जानि।

গত মাসে আমি একটি টনিক কিনেছিলাম।

पिछले महीने मैंने एक टानिक खरीदा था।
गतो मासे आमि एकटा टनिक किनेछिलाम।

সেটি আর একটা দিন।

वही एक और दीजिए। सेटि आर एकटा दिन।

দিচ্ছি, কিন্তু দাম বেড়ে গেছে।

दे रहा हूँ, लेकिन दाम बढ़ गया है।
दिच्छि किंतु दाम बेड़े गेछे।

দিন, আমরা কি করতে পারি।

दीजिए, हम कर ही क्या सकते हैं।
दिन आमरा कि करते पारि।

না, রাগ করবেন না।

नहीं, गुस्सा मत होइए। ना, राग कोरबेन ना।

রাগ করব না তো কি আনন্দে নাচব?

गुस्सा न करूँ तो क्या खुशी से नाचूँ?
राग कोरबो ना तो कि आन्नदे नाचबो?

28. সিটি বাস স্টাপে (City Bus Stop) सिटी बस स्टॉप

মৌলালী যাবার বাস কোথায় পাব?	मौलाली जाने की बस कहाँ मिलेगी? मौलाली जाबार बास कोथाय पाबो?
সোজা গিয়ে বাঁ দিক ঘুরে যাবেন।	सीधे जाकर बाई तरफ मुड़ जाइए। सोजा गिये बाँ दिके घुरे जाबेन।
এটা কি মৌলালী বাস স্টপ?	क्या यह मौलाली का बस स्टाप है? एटा कि मौलालीर बास स्टाप?
হ্যাঁ, এটাই।	हाँ, यही है। हें, एटाइ।
বাস কখন আসবে?	बस कब आएगी? बास कथुन आसबे?
প্রায় দশ মিনিটে আসা উচিত।	लगभग दस मिनट में आना चाहिए। प्राय दश मिनिटे आसा उचित।
এখান থেকে মৌলালী যেতে কত সময় লাগে?	यहाँ से मौलाली जाने में कितना समय लगता है? एखान थेके मौलाली जेते कतो समय लागे?
বাস কি সময়মতো আসে?	बस समय पर आती है न? बास कि समय मतो आसे?
সময়মতো এলে ভীড় কি রকম থাকে?	समय से आने पर भीड़ कैसी रहती है? समय मतो एले भीड़ केमन थाके?
বাসে কি খুব ভীড় হয়?	बस में बहुत भीड़ होती है क्या? बासे कि खुब भीड़ हय?
না, কিন্তু দেরি হলে কি হবে?	नहीं, लेकिन देर से आने पर क्या होगा? ना, किंतु देरी हले कि हबे?
লোক জমতে থাকে তো?	लोग इकट्ठा होते रहते हैं? लोक जमते थाके तो?

বেশী ভীড় হলে আমার ভয় করে।	भीड़ अधिक होने पर मुझे डर लगता है। बेशी भीड़ हले आमार भय करे।
ভয় পাবেন না।	डरिए मत। भय पाबेन ना।
এখানে ভীড় হওয়া সাধারণ কথা।	यहाँ भीड़ होना आम बात है। एखाने भीड़ हउया साधारन कथा।
আমার ছোটোবেলায় এই শহরে দোতলা বাস চলত।	मेरे बचपन में इस शहर में दोमंजिली बसें चलती थीं। आमार छोटोबेलाय एइ शहरे दोतला बास चलतो।
সে সময় পাল্টে গাছে।	वह समय बदल गया है। से समय पाल्टे गेछे।
এখন সে বাস দেখাও যায় না।	अब वे बसें देखने को भी नहीं मिलतीं। एखन से बास देखाउ जाय ना।
যে বাসটি আসছে, সেটি কোথায় যায়?	जो बस आ रही है, वह कहाँ जाती है? जे बासटि आसछे, सेटि कोथाय जाबे?
এ তো ফুলবাগানের দিকে যায়।	यह तो फूलबागान की तरफ आती है। ए तो फूलबागानेर दिके जाय।
এইটাতে উঠলে মাঝখানে নামতে পারবো তো?	इसमें चढ़ने पर बीच में उतर सकते हैं? एइटाते उठले माझखाने नामते पारबो तो?
না।	नहीं। ना।
কেনো?	क्यों? केनो?
এটি মেট্রো লাইনার।	यह मेट्रो लाइनर है? एटि मेट्रो लाइनार।
কোথাও দাঁড়ায় না।	कहीं रुकती नहीं है। कोथउ दांड़ाय ना।

29. সিটি বাসে (In the City Bus) सिटी बस में

থামাও ভাই, থামাও, থামাও।	रोको भाई, रोको, रोको। थामाओ, भाई, थामाओ, थामाओ।	
বাস স্টপতো ওখানে , এখানে বাস থামালে কেন ?	बस स्टाप तो वहाँ है, बस यहाँ क्यों रोकी? बास स्टाप तो उखाने, एखाने बास थामालो केनो ?	
ওঠো, ভাই ওঠো।	चढ़ो भाई, चढ़ो।	ओठो, भाई, ओठो, ओठो।
ভিতরে যাও।	अंदर जाओ।	भितरे जाओ।
ভিতরে জায়গা নেই।	अंदर जगह नहीं है।	भितरे जायगा नेइ।
সরে দাঁড়ান, এদিকে জায়গা নেই।	हट कर खड़े होइए, इधर जगह नहीं है। सरे दांड़ान, एदिके जायगा नेइ।	
জায়গা নেই তো কি করবো ?	जगह नहीं है तो क्या करूँ? जायगानेइ तो कि कोरबो?	
জায়গা করে নিয়ে ভিতরে ঢুকে যান।	जगह बनाकर अंदर चले जाइए। जायगा करे निये भितरे चले जान।	
আমি সেটা করতে পারি না।	मैं ऐसा नहीं कर सकता। आमि सेटा करते पारि ना।	
না করতে পারলে সরে যান।	नहीं कर सकते तो हट जाइए। ना करते पारले सरे जान।	
সরুন, সরে যান।	हटिए, हट जाइए।	सरुन, सरे जान।
কোথায় সরবো ?	कहाँ हट जाऊँ?	कोथाय सरबो?
আপনি একটু সরে গেলে আমি ভিতরে যেতে পারব।	आपके जरा सा सरक जाने पर मैं अंदर जा सकूँगा। आपनि एकटु सरे गेले आमि भितरे ढुकते पारबो।	

এদিকে তাকান। যদি একটুও জায়গা থাকে তা হলে ভিতরে চলে যান।

इधर देखिए, अगर थोड़ी भी जगह हो तो भीतर चले जाइए।

एदिके ताकान, जदि एकटुओ जायगा थाके ताहले भितरे चले जान।

হাওয়া আসছে না।

हवा नहीं आ रही है। हावा आसछे ना।

এগিয়ে যান, এগিয়ে যান।

आगे जाइए, आगे जाइए।

एगिये जान, एगिये जान।

পিছনে বসার জায়গা আছে।

पीछे बैठने की जगह है।

पिछने बसार जायगा आछे।

মহিলাদের বসার জায়গায়, পুরুষরা বসতে পারে না।

महिलाओं के बैटने की जगह पर पुरुष नहीं बैठ सकते।

महिलादेर बसार जायगाय, पुरुषेरा बोसते पारे ना।

উঠুন।

खड़े हो जाइए। उठुन।

মহিলাদের সম্মান করুন।

महिलाओं का सम्मान कीजिए।

महिलादेर सम्मान करुन।

দাদা, সেক্রেটেরিয়াট এলে আমায় বলে দেবেন।

भाई साहब, सचिवालय आने पर मुझे बता दीजिएगा।

दादा, सेक्रेटेरियाट एले आमाय बोले दबेन।

এবার আসবে।

अब आएगा। एबार आसबे।

আপনার স্টপ এসে গেছে, নামুন।

आपका स्टाप आ गया है, उतर जाइए।

आपनार स्टाप एसे गेछे, नामुन।

30. গাছ ও উদ্ভিদ (Trees and Plants) पेड़–पौधे

এই গলিতে একটিও গাছ নেই।

इस गली में एक भी पेड़ नहीं है।

एइ गलिते एकटिओ गाछ नेइ।

গলির কথা কি বলছেন, রাস্তাতেও গাছ নেই।

गली की बात क्या कर रहे हैं, सड़क पर भी कोई पेड़ नहीं है।

गलिर कथा कि बलछेन, रास्तातेउ गाछ नेइ।

কেনো?

क्यों? केनो?

মানুষের সংখ্যা বেড়ে যাওয়ার জন্য এসব হচ্ছে।	लोगों की संख्या बढ़ जाने की वजह से ऐसा हुआ है। मानुसेर संख्या बेड़े जावार जन्यो एसब हच्छे।
আমাদের গাছ লাগানো উচিত।	हमें पेड़ लगाना चाहिए। आमादेर गाछ लागानो उचित।
গাছ থাকলে ভাল বায়ু পাওয়া যায়।	पेड़ों के होने पर अच्छी हवा मिलती है। गाछ थाकले भालो वायु पावा जाय।
গরম কালে গাছের ছায়াতে বসতে ভাল লাগে।	गरमी में पेड़ की छाया में बैठना अच्छा लगता है। गरम काले गाछेर छायाते बसते भालो लागे।
গাছ লাগানো ভাল কাজ।	पेड़ लगाना अच्छी बात है। गाछ लागानो भालो कथा।
গাছ রাতারাতি বাড়ে না।	पेड़ रातोंरात नहीं बढ़ता। गाछ राताराति बाड़े ना।।
ধীরে-ধীরে বাড়ে।	धीरे–धीरे बढ़ता है। धीरे–धीरे बाड़े।
গাছ লাগানো আর তাদের রক্ষা করা আমাদের দায়িত্ব।	पेड़ लगाना और उनकी रक्षा करना हमारी जिम्मेदारी है। गाछ लगानो आर तादेर रक्षा करा आमादेर दायित्य।
আমাদের গাছের রক্ষা করা উচিত।	हमें पेड़ों की रक्षा करनी चाहिए। आमादेर गाछेर रक्षा करा उचित।
গাছে পাতা থাকে।	पेड़ों पर पत्ते होते हैं। गाछे पाता थाके।
পাতা থেকে আমরা শুদ্ধ বায়ু পাই।	पत्तों से हमें शुद्ध हवा मिलती है। पाता थेके आमरा शुद्ध वायु पाई।

তাতে আমাদের স্বাস্থ্য ভাল থাকে। উससे हमारा स्वास्थ्य ठीक रहता है।
ताते आमादेर स्वास्थ्य भालो थाके।

গাছে ওঠা এক রকমের ব্যায়াম, তাতে শরীর ভাল থাকে।
पेड़ पर चढ़ना भी एक तरह का व्यायाम है,
उससे शरीर अच्छा रहता है।
गाछे ओठा एक रकमेर व्यायाम, ताते शरीर
भालो थाके।

কিছু-কিছু গাছ সব সময় সবুজ থাকে। कुछ पेड़ हमेशा हरे रहते हैं।
किछु–किछु गाछ सब समय भालो थाके।

গাছ থেকে আমরা কাঠ পাই। पेड़ों से हमें लकड़ी मिलती है।
गाछ थेके आमरा काठ पाई।

আমাদেরও নিজের বাগানে গাছ লাগাতে হবে। हमें भी अपने बगीचे में पेड़ लगाने चाहिए।
आमादेरओ निजेदेर बागाने गाछ लागानो उचित।

গাছ পালা জীবন দায়ক। पेड़–पौधे जीवनदायक हैं।
गाछ–पाला जीवनदायक।

কিছু গাছ অনেক বড় আর উচ্চ হয়। कुछ पेड़ बहुत बड़े और ऊँचे होते हैं।
किछु गाछ अनेक बड़ो आर उच्च हय।

কিছু গাছ আশে পাশে বাড়ে। कुछ पेड़ अगल–बगल बढ़ते हैं।
किछु गाछ आसे–पासे बाड़े।

তাদের লতা বলা হয়। उन्हें लता कहते हैं। तादेर लता बला हय।

31. উৎসাহ দেওয়া (Encouragement) प्रोत्साहन

হ্যালো ডেবিড, কেমন আছো? हेलो डेविड, कैसे हो?
हेलो डेविड, केमन आछो?

ভাল আছি। अच्छा हूँ। भालो आछि।

তোমার ব্যবসা কেমন চলছে?	तुम्हारा धंधा कैसा चल रहा है?	
	तोमार व्यवसा केमन चोलछे?	
ভাল না।	ठीक नहीं है।	भालो ना।
কি হল?	क्या हुआ?	कि होलो?
আগে এখানে শুধু আমার দোকান ছিল।	पहले यहाँ केवल मेरी दुकान थी।	
	आगे एखाने सुधु आमार दोकान छिलो।	
ভাল চলত।	अच्छी चलती थी।	भालो चलतो।
সেটা দেখে আরও দু-তিন জন দোকান খুলেছে।	यह देखकर और दो–तीन लोगों ने दुकान खोली है।	
	से टा देखे आरो दु–तिन जन दोकान खुलेछे।	
তাই আমার ব্যবসা ভাল যাচ্ছে না।	इसलिए मेरा काम अच्छा नहीं चल रहा है।	
	ताइ आमार व्यावसा भालो जाच्छे ना।	
চিন্তা কর না।	चिंता मत करो।	चिंता करो ना।
ঈশ্বরের উপর ভরসা রেখে চেষ্টা করে যাও।	भगवान पर भरोसा रख कर प्रयास करते रहो।	
	ईश्वरेर ऊपर फरसा रेखे चेष्टा करे जाओ।	
তুমি ভাল ব্যবসা কর।	तुम अच्छी तरह से धंधा करते हो।	
	तुमि भालो व्यावसा करो।	
আমরা তোমার সাথে আছি।	हम तुम्हारे साथ हैं।	
	आमरा तोमार साथे आछि।	
সব সময় তোমার সাথে সহযোগিতা করব।	हमेशा तुमसे सहयोग करेंगे।	
	सब समय तोमार साथे सहजोगिता कोरबो।	
তুমি অবশ্যই সফল হবে।	तुम जरूर कामयाब होगे।	तुमि अवश्यइ सफल हबे।
ভয় করবে না।	डरना मत।	भय कोरबे ना।

ব্যবসাতে সবার সমস্যা আসে।

व्यापार में सबके सामने मुश्किलें आती हैं।

व्यावसाते सबार समस्या आसे।

এ তো সাধারণ কথা।

यह आम बात है। ए तो साधारन कथा।

সাহস করে এগোতে থাক।

साहस के साथ आगे बढ़ते रहो।

साहस करे एगोते थाको।

টাকার দরকার হলে আমাদের বলবে।

रुपयों की जरूरत हो तो हमें बताना।

टाकार दरकार हले आमादेर बलबे।

কারুর চিন্তা করবে না।

किसी की परवाह मत करना। कारुर चिंता करबे ना।

বিপদ এলেও কিন্তু সাহস ছাড়বে না।

कठिनाई आने पर भी साहस मत खोना।

विपद एलेओ किंतु साहस छाड़बे ना।

তুমি ঠিক পথে আছ।

तुम सही रास्ते पर हो। तुमि ठीक पथे आछो।

32. বার্তালাপ (Conversation) वार्तालाप

আনন্দের আসরে আপানাদের সবাই কে স্বাগত জানাই।

खुशी के इस अवसर पर आप सबका स्वागत है।

आनन्देर आसरे आपनादेर सबाइ के स्वागतो जानाइ।

আপনাকে জন্মদিনের শুভেচ্ছা জানাই।

आपको जन्मदिन की शुभकामनाएं।

आपनाके जन्मोदिनेर शुभेच्छा जानाइ।

আমার শুভেচ্ছা রইল।

मेरी बधाइयाँ भी स्वीकार कीजिए।

आमार शुभेच्छा रइलो।

স্যা'র, আমি আমার বন্ধুদের পক্ষ থেকে আপনাকে শুভেচ্ছা জানাচ্ছি।

सार, मै आपको हामारे दोस्त के तरफ से शुभकामनाई है।

सार, आमि आमार बंधुदेर पक्ष थेके आपनाके शुभेच्छा जानाच्छि।

আমি বিশ্বাস করি আপনি উন্নতির শিখরে পৌঁছাবেন।	मुझे विश्वास है कि आप उन्नति के शिखर पर पहुँचेंगे। आमि विश्वास करि आपनि उन्नतिर शिखरे पउँछाबेन।
আপনাকে দেখে খুশি হয়েছি।	आपको देख कर बहुत खुशी हुई है। आपनाके देखे खुशि हयेछि।
আপানাকে একটি প্রস্তাব দিতে চাই।	मैं आपको एक प्रस्ताव देना चाहता हूँ। आमि आपनाके एकटि प्रस्ताव दिते चाइ।
ক্ষমা করবেন।	मुझे माफ कर दीजिए। क्षमा कोरबेन।
আমার ভাল লাগছে না।	मुझे अच्छा नहीं लग रहा है। आमार भालो लागछे ना।
চিন্তা করবেন না।	चिंता मत कीजिए। चिंता कोरबेन ना।
জীবন এক দিনে শেষ হয় না।	जिन्दगी एक दिन में समाप्त नहीं होती। जीवन एक दिने शेष हय ना।
আবার দেখা হবে।	फिर मिलेंगे। आबार देखा हबे।

33. পরিবার (Family) परिवार

আমরা সবাই এক।	हम सब एक हैं। आमरा सबाइ एक।
এটাই পরিবারের আধার।	यही परिवार का आधार है। एटाइ परिवारेर आधार।
আগে সংযুক্ত পরিবার থাকত।	पहले संयुक्त परिवार होते थे। आगे संयुक्तो परिवार थाकतो।
সেটা ভালবাসা আর সহযোগিতা দিয়ে তৈরি করা হত।	उसे प्यार और सहयोग से बनाया जाता था। सेटा भोलोबासा आर सहजोगिता द्वारा तइरि करा होतो।

তখন চার-পাঁচ পুরুষের সদস্যরা এক সাথে থাকতো। उस समय चार–पाँच पीढ़ियों के लोग साथ रहा करते थे।

तखन चार–पाँच पुरुषेर सदस्यरा एक साथे थाकतो।

এখন তো পরিবার মানে আমি , আমার বউ আর বাচ্চা। अब तो परविार का अर्थ है मै, मेरी पत्नी और बच्चे।

एखन तो परिवारेर माने आमि, आमार बऊ आर बाच्चा।

তা ছাড়া আর কেউ না। इसके अलावा और कोई नहीं।

ए छाड़ा आर केउ ना।

আপনার বাড়িতে কে-কে থাকে? आपके घर में कौन–कौन रहता है?

आपनार बाड़िते के–के आछे।?

আপনার পরিবারে ক জন আছে। आपके परिवार मे कितने लोग हैं?

आपनार परिवारे क जन आछे?

আপনার পরিবারে কজন প্রবীণ সদস্য আছেন? आपके परिवार में कितने उम्रदराज लोग हैं?

आपनार परिवारे कजन प्रबीन सदस्य आछे?

এখানে এক জন বৃদ্ধ কে দেখতে পাচ্ছি। वहाँ कोई वृद्ध दिखाई दे रहे हैं।

एखाने एक जन वृद्ध के देखते पाच्छि।

উনি আমার ঠাকুর দা। वे हमारे दादाजी हैं।

उनि आमार ठाकुरदा।

ঠকুরদা এখনো দাঁত দিয়ে ফল কেটে খেতে পারেন। दादाजी अभी भी अपने दाँत से काटकर फल खाते हैं।

ठाकुर दा एखनो दाँत दिये फल केटे खेते पारेन।

34. ঘর (House) घर

ঘরের মানে কি? घर का क्या अर्थ है? घरेर माने कि?

ঘর মানে চারটি দেওয়ালে ঘেরা, ছাত দিয়ে ঢাকা, একটা দরজা দেওয়া এমন স্থান যেখানে থাকতে পারা যায়।

चार दीवारों से घिरे, छत से ढके, एक दरवाजे से बंद स्थान को घर कहते हैं, जिसमें रहा जा सकता है।

घर माने चारटि देयाले घेरा, छात दिये ढाका, एकटि दरजा देवा एमन स्थान जेखाने थाकते पारा जाय।

ইট-পাথর দিয়ে তৈরি প্রত্যকটি জায়গা বাড়ি হয় না।

ईंट–पत्थर से बनी हर इमारत घर नहीं होती।
ईंट–पाथर दिये तइरि प्रत्येकटि जायगा बाड़ि हय ना।

বাড়িতে একটি পরিবারের সদস্যরা এক সাথে থাকে।

घर में एक परिवार के सदस्य साथ मिलकर रहते हैं।
बाड़िते एकटि परिवारेर सदस्यरा एक साथे थाके।

তারা পরস্পরের দেখা-শোনা করে।

वे एक–दूसरे की देखभाल करते हैं।
तारा परस्परेर देखा–शोना करे।

বাড়ি আমাদের প্রথম পাঠশালা।

घर ही हमारी पहली पाठशाला होता है।
बाड़ि आमादेर प्रथम पाठशाला।

যেখানে আমরা আমাদের জীবনের প্রথম শিক্ষা লাভ করি।

हम अपने जीवन की पहली शिक्षा वहीं प्राप्त करते हैं।
जेखाने आमरा आमादेर जीवनेर प्रथम शिक्षा लाभ करि।

আপনি যেখানে থাকেন সে বাড়িটি আপনার নিজের না ভাড়া বাড়ি?

आप जहाँ रहते हैं वह घर आपका अपना है या किराये का है।
आपनि जेखाने थाकेन से बाड़िटि आपनार निजेर ना भाड़ा बाड़ि?

নিজের বাড়ি আর ভাড়ার বাড়ির মধ্যে অনেক পার্থক্য।

अपने मकान और किराये के घर में बहुत अंतर होता है।
निजेर बाड़ि आर भाड़ा बाड़िर मध्ये अनेक पार्थक्यो?

আমাদের সরকার সবাই কে কম দামে বাড়ি দেওয়ার চেষ্টা করছে।

हमारी सरकार सभी को कम दाम पर घर देने का प्रयास कर रही है।

आमादेर सरकार सबाइ के कम दामे बाड़ि देआर चेष्टा करछे।

নিজের বাড়ি সব থেকে ভাল।	अपना घर सबसे अच्छा होता है। निजेर बाड़ि सब थेके भालो।
আমি স্বীকার করছি।	मैं स्वीकार करता हूँ। आमि स्वीकार करछि।
নিজের বাড়ি সব থেকে ভাল।	अपना घर सबसे अच्छा होता है। निजेर बाड़ि सब थेके भालो।

35. সার্মথ্য (Efficiency) सामर्थ्य

যদি আমি তোমায় কিছু কাজ দি, তুমি কি সেটা করতে পারবে?	अगर मैं तुम्हें कोई काम दूँ तो क्या तुम उसे पूरा कर सकते हो? जदि आमि तोमाय किछु काज दी, तुमि कि सेटा करते पारबे?
কি কাজ?	क्या काम? कि काज?
যে কোনো কাজ।	कोई भी काम। जे कोनो काज?
তা বল না।	ऐसा मत कहो। ता बलो ना।
আলাদা-আলাদা লোক আলাদা-আলাদা কাজ ভাল করে করতে পারে।	अलग–अलग लोग अलग–अलग कामों में अच्छे होते हैं। आलादा–आलादा लोक आलादा–आलादा काज भालो करे कोरते पारे।
সে ভাল গাড়ি চালাতে পারে।	वह कार अच्छी चलाता है। से भालो गाड़ि चालाते पारे।
আমি সাইকেল চালাতে পারি কিন্তু গাড়ি চালাতে পারি না।	मैं साइकेल चला सकता हूँ लेकिन कार नहीं चला सकता। आमि साइकेल चालाते पारि किंतु गाड़ि चालाते पारि ना।
সে ভাল সাঁতার কাটতে পারে।	वह अच्छी तरह तैर सकता है। से भालो साँतार काटते पारे।
কিন্তু সে ভাল করে কথা বলতে পারে না।	लेकिन वह अच्छी तरह बात नहीं कर सकता। किंतु से भालो करे कथा बोलते पारे ना।

মনীষ হিন্দী, বাংলা আর ইংরেজী তিন ভাষায় কথা বলতে পারে।

मनीष हिंदी, बांगला और अंग्रेजी तीनों भाषाओं में बात कर सकता है।

मनीष हिंदी, बांगला आर इंग्रेजी तिन भाषाय कथा बोलते पारे।

কিন্তু সে কোনো ভাষায় লিখতে পারে না।

लेकिन वह किसी भाषा में लिख नहीं सकता।

किंतु से कोनो भाषाय लिखते पारे ना।

সবার সার্মথ্য এক হয় না।

सबके अंदर एक जैसी क्षमता नहीं होती।

सबार सामर्थ्य एक हय ना।

36. প্রার্থনা (অনুরোধ) (Request) विनती

আপনি কি আমাকে সাহায্য করতে পারেন?

क्या आप मेरी सहायता कर सकते हैं?

आपनि कि आमाके साहाज्य कोरते पारेन?

করার ইচ্ছে নেই কিন্তু করতে পারি।

करने की इच्छा तो नहीं है पर कर सकता हूँ।

करार इच्छे नेइ किंतु करते पारि।

হাতে না করতে পারলে মুখে কর।

हाथों से नहीं कर सकते तो मुँह से ही कर दीजिए।

हाते ना कोरते पारले मुखे करो।

এখন কিছুতেই করব না।

अभी किसी हाल में नहीं करूँगा।

एखोन किछुतेइ कोरबो ना।

দয়া করে ওনাকে ডেকে দিন।

दया करके उसे बुला दीजिए।

दया करे उना के डेके दिन।

আপনি একটু সরতে পারবেন?

आप जरा सरक सकते हैं?

आपनि एकटु सरते पारबेन?

দাদা, আমার ফাইলটা নিয়ে আসুন।

भाई साहब, मेरी फाइल ले आइए।

दादा, आमार फाइलटा निये आसुन।

আপনি গিয়ে একটি পার্সল আনতে পারবেন?	आप जाकर एक पार्सल ला सकते हैं? आपनि गिये एकटि पार्सल आनते पारबेन
তুমি আমায় একটি সত্যি কথা বলতে পার?	तुम मुझे एक बात सच–सच बता सकते हो? तुमि आमाय एकटि सत्ति कथा बोलते पारो?
আমার অত সাহস নেই, মাফ করুন।	माफ कीजिएगा, मुझमें इतना साहस नहीं है। आमार अतो साहस नेइ, माफ करुन।
দয়া করে আমার কথা শুনুন।	कृपा कर मेरी बात सुनिए। दया करे आमार कथा शुनुन
দয়া করে আমায় যেতে দিন।	दया करके मुझे जाने दीजिए। दया करे आमाय जेते दिन।

37. পরার্মশ (Advice) **सलाह**

আমি আপনার পরার্মশ চাই।	मुझे आपकी सलाह चाहिए। आमि आपनार परामर्श चाइ।	
কি হলো?	क्या हुआ?	कि होलो?
কিছু হয় নি।	कुछ नहीं हुआ है।	किछु हय नि।
কিছু হচ্ছে না তাই আপনার পরার্মশ চাই।	कुछ हो नहीं रहा है इसीलिए तो सलाह चाहिए। किछु होच्छे ना ताइ आपनार परामर्श चाइ।	
ঠিক আছে।	ठीक है।	ठीक आछे।
টাকা দেব না কিন্তু পরার্মশ দিতে পারি।	रुपए नहीं दूँगा पर सलाह दे सकता हूँ। टाका देबो ना किंतु परामर्श दिते पारि।	
সে আমি জানি।	वह मुझे पता है।	से आमि जानि।
কিছু দরকার হলে চেষ্টা করতে হয়।	किसी चीज की जरूरत हो तो उसके लिए कोशिश करनी होती है। किछु दरकार हले चेष्टा करते हय।	
ভাল সময়ের অপেক্ষা করতে হয়।	अच्छे समय की प्रतीक्षा करनी पड़ती है। भालो समयेर जन्यो अपेक्षा कोरते हय।	

পরীক্ষায় পাশ করতে হলে পরিশ্রম করতে হয়।	परीक्षा में पास होने के लिए परिश्रम करना पड़ता है। परीक्षाय पास करते हले परिश्रम करते हय।
ভাল স্বাস্থ্যের জন্য যোগ করুন।	अच्छे स्वास्थ्य के लिए योगाभ्यास करें। भालो स्वास्थ्येर जन्यो जोग करुन।

38. মানসিক শান্তি (Peace of Mind) मानसिक शांति

আমার মন ভাল নেই।	मेरा मन ठीक नहीं है। आमार मन भालो नेइ।
এখন আমি ঘাবড়ে গেছি।	इस समय मैं घबड़ा गया हूँ। एखन आमि घाबड़े गेछि।
আমি কাজটা করতে পারি কিন্তু এখন সাহস পাচ্ছি না।	मैं यह काम कर सकता हूँ पर इस समय मेरी हिम्मत नहीं हो रही है। आमि काजटा कोरते पारि किंतु एखन साहस पाच्छि ना।
তুমি কি কর?	तुम क्या करते हो? तुमि कि करो?
আমি কিছু করি না।	मैं कुछ नहीं करता। आमि किछु करि ना।
এটাই তোমার সমস্যা।	यही तुम्हारी समस्या है। एटाइ तोमार समस्या।
কোন কাজ মন দিয়ে করলে ঘাবড়াতে হয় না।	मन लगाकर कोई काम करने पर घबड़ाहट नहीं होती। कोनो काज मन दिये कोरले घाबड़ाते हय ना।
মনকে খুশি রাখতে হলে শান্ত থাকার চেষ্টা করুন।	मन को प्रसन्न रखने और शांत रहने की कोशिश करें। मन के खुशि राखते हले शांतो थाकार चेष्टा करुन।
রাগ করবেন না।	गुस्सा न करें। राग कोरबेन ना।
কারুর সাথে ঝগড়া করবেন না।	किसी से झगड़ा न करें। कारुर साथे झगड़ा कोरबेन ना।
মনকে দেখা যায় না।	मन को देखा नहीं जा सकता। मन के देखा जाय ना।

39. প্রশংসা (Praise) प्रशंसा (तारीफ)

আপনি ভাল কাজ করেছেন। — आपने अच्छा काम किया है।
आपनि भालो काज करेछेन।

সে ভাল। — वह अच्छा है। से भालो।

আপনাকে দেখে আমি খুব খুশী হয়েছি। — आपको देखकर मुझे बहुत खुशी हुई है।
आपनाके देखे आमि खुब खुशि हयेछि।

তুমি সত্যি কথা বল। — तुम सच बोलते हो। तुमि सत्य कथा बलो।

তুমি কত ভাল। — तुम कितने अच्छे हो। तुमि कतो भालो

সে সুন্দরী। — वह सुन्दर है। से सुंदरी।

আমি এটা খুব ভালবাসি। — मुझे यह बहुत अच्छा लगता है।

आमि एटा खुब भालोबासि।

আপনি কাজটা অত শীঘ্র কি করে করলেন। — आपने इतनी जल्दी काम कैसे पूरा कर दिया?
आपनि काजटा अतो शीघ्र कि करे कोरलेन?

আপনি যা করেছেন আমি আজীবন ভুলতে পারবো না। — आपने जो किया है उसे मैं जीवन भर नहीं

भूल सकूंगा।
आपनि जा करेछेन आमि आजीवन भुलते पारबो ना।

কেউ আপনার মত কথা বলতে পারে না। — कोई आपकी तरह बातें नहीं कर सकता।
केउ आपनार मतो कथा बोलते पारे ना।

ঈশ্বরের কৃপায় আপনার সাথে দেখা হয়ে গেল। — ईश्वर की कृपा से आपसे मुलाकात हो गई।
ईश्वरेर कृपाय आपनार साथे देखा होलो।

ভাল করে কথা বলতে পারাও ঈশ্বরের কৃপা। — अच्छी तरह बोल पाना ईश्वर की कृपा है।
भालो करे कथा बोलते पाराओ ईश्वरेर कृपा।

40. রাগ (Anger) क्रोध/राग

তুমি এ কাজ কেন করলে?	तुमने यह काम क्यों किया?	तुमि ए काज केनो कोरले?
সেটা বলার তুমি কে?	यह कहने वाले तुम कौन हो?	सेटा जिज्ञेस करार तुमि के?
সোজা কথা বল।	सीधी बात करो।	सोजा कथा बलो।
আর কি করে বলব?	और कैसे बोलूँ?	आर कि करे बोलबो।
আমি কি করে কথা বলছি আর তুমি?	मैं कैसे बात कर रहा हूँ और तुम?	आमि कि करे कथा बोलछि आर तुमि?
এটা কি কথা বলার নমুনা?	यह बात करने का तरीका है?	एटा कि कथा बलार नमुना?
আমার নিন্দা করছ?	मेरी निन्दा कर रहे हो?	आमार निन्दा कोरछों?
বুদ্ধি নেই না কি?	बुद्धि है या नहीं?	बुद्धि नेइ ना कि?
এমন কথা বলবে না।	ऐसी बात मत करो।	एमन कथा बोलबे ना।
আমার সময় নষ্ট করবে না।	मेरा समय नष्ट मत करो।	आमार समय नष्टो कोरबे ना।
আমি জানি না যে এ বিষয়ে আপনি কি ভাবছেন।	मुझे पता नहीं कि इसके बारे में आप क्या सोचते हैं?	आमि जानि ना जे ए विषये आपनि कि भावछेन?
ধীরে-ধীরে বুঝবে।	धीरे–धीरे समझोगे।	धीरे–धीरे बुझबे।
বাজে বকবে না।	बेकार की बात मत करो।	बाजे बकबे ना।

41. কৃতজ্ঞতা (Gratitude) कृतज्ञता

আপনি আমাকে সাহায্য করুন।	आप मेरी सहायता कीजिए।	आपनि आमाके साहाज्यो करुन।
এ কথা বলা আপনার ভালমানুসি।	यह कहना आपकी भलमनसाहत है?	ए कथा बला आपनार भालोमानुसि।

তুমি দয়াবান।	तुम दयावान हो। तुमि दयावान।
যদি আপনি সাহায্য না করতেন তাহলে আজ আমি এমন ভাবে থাকতে পারতাম না।	अगर आप सहायता नहीं करते तो आज मैं इस तरह नहीं रह पाता। जदि आपनि साहाज्यो ना कोरतेन ता हले आज आमि एमन भावे थाकते पारताम ना।
আমি আপনাকে ভুলতে পারব না।	मैं आपको भूल नहीं सकता। आमि आपनाके भुलते पारबो ना।
আমি বলে বোঝাতে পারবো না যে আমি আপনার প্রতি কত কৃতজ্ঞ ।	मैं बता नहीं सकता कि आपका कितना आभारी हूँ। आमि बले बोझाते पारबो ना जे आमि आपनार प्रति कतो **कृतज्ञ**।
আপনার আতিথ্যের জন্য আপনাকে ধন্যবাদ জানাই।	आपके आतिथ्य के लिए मैं आपका धन्यवाद करता हूँ? आपनार आतिथ्येर जन्यो आपनाके धन्यवाद जानाई।
আপনি আমার বাড়িতে এসেছেন এটাই বড় কথা।	आप मेरे घर आए यही मेरे लिए बड़ी बात है। आपनि आमार बाड़ि एसेछेन, एटाइ बड़ो कथा।
আপনার পরামর্শে আমি সমস্যা মুক্ত হতে পেরেছি।	आपकी सलाह से मैं समस्या से उबर पाया। आपनार परामर्शे आमि समस्या मुक्तो हते पेरेछि।
আপনার কথা শুনে আমার ভাল লাগছে।	आपकी बात सुनकर मुझे अच्छा लग रहा है। आपनार कथा सुने आमार भालो लागछे।
আপনার কৃতজ্ঞতার কারণ আমি বুঝতে পারছি না।	मैं आपकी कृतज्ञता का कारण नहीं समझ पा रहा हूँ? आपनार कृतज्ञतार कारण आमि बुझते पारछि ना।
সে আপনার মহানুভবতা।	यह आपकी महानता है। से आपनार महानुभवता।

42. আমন্ত্রণ (Invitation) आमंत्रण

আগামি কাল আমি একটি পার্টি দিচ্ছি।	कल मैं एक पार्टी दे रहा हूँ। आगामि काल आमि एकटि पार्टि दिच्छि।
আপনি অতি অবশ্য আসবেন।	आप जरूर आइएगा। आपनि अति अवश्य आसबेन।
কোথায় দিচ্ছেন?	कहाँ दे रहे हैं? कोथाय दिच्छेन?
আমাদের বাড়িতে।	हमारे घर पर। आमादेर बाड़िते?
ওদিকে বাস যায়?	उस तरफ बस जाती है? ओदिके बास जाय?
হ্যাঁ, যায়।	हाँ जाती है। हें, जाय।
আসুন, ভিতরে আসুন।	आइए, अंदर आइए। आसुन, भितरे आसुन।
পাখার নিচে বসুন।	पंखे के नीचे बैठिए। पाखार निचे बसुन।
কাল আমরা নাটক দেখতে যাচ্ছি।	कल हम नाटक देखने जा रहे हैं। काल आमरा नाटक देखते जाच्छि।
আপনি কি আমাদের সাথে যাবেন?	क्या आप हमारे साथ चलेंगे? आपनि कि आमादेर साथे जाबेन?
আমরা একটু হাঁটতে যাচ্ছি।	हमलोग जरा टहलने जा रहे हैं। आमरा एकटु हाटते जाच्छि।
আপনি কি হাঁটতে পছন্দ করেন?	क्या आप टहलना पसंद करते हैं। आपनि कि हाटते पछन्दो करेन?
না, কিন্তু আমি কাল ব্যস্ত থাকব।	नहीं, लेकिन कल मैं व्यस्त रहूँगा। ना, किंतु आमि काल व्यस्तो थाकबो।

43. ক্ষমা (Sorry) क्षमा

আমায় ক্ষমা করুন।	मुझे माफ कीजिएगा। आमाय क्षमा करुन।

আমি না, আপনি আমায় ক্ষমা করুন।	मैं नहीं, आप मुझे माफ कीजिएगा। आमि ना, आपनि आमाय क्षमा करुन।
এটা আমাব ভুল হয়েছে।	यह मेरी गलती है। एटा आमार भुल हयेछे।
এটা করা আমার করা উচিত হয় নি।	मेरा ऐसा करना उचित नहीं था। एटा करा आमार उचित हय नि।
কিন্তু আমায় এটা করতে হল।	लेकिन मुझे यह करना पड़ा। किंतु आमाय एटा कोरते होलो।
ঠিক আছে, সব ভুলে যাও।	ठीक है सब भूल जाओ। ठीक आछे, सब भुले जाओ।
. যদি আপনাকে কষ্ট দিয়ে থাকি তার জন্য আমায় ক্ষমা করুন।	अगर आपको तकलीफ दी हो तो उसके लिए मुझे माफ कीजिएगा। जदि आपनाके कष्टो दिये थाकि तार जन्यो आमाके क्षमा करुन।
ঠিক আছে, সেটা নিয়ে চিন্তা করবে না।	ठीक है, इसके बारे में चिंता मत कीजिएगा। ठीक आछे, सेटा निये चिंता कोरबेन ना।
আমি সব কিছু ক্ষমা করতে পারি।	मैं सब कुछ क्षमा कर सकता हूँ। आमि सब किछु क्षमा करते पारि।

44. প্রকৃতি (Nature) प्रकृति

পাতা উড়ছে।	पत्ते उड़ रहे हैं। पाता उड़छे।
মেঘ সূর্যকে আচ্ছাদিত করে রেখেছে।	बादलों ने सूरज को ढक लिया है। मेघ सूर्जोके आच्छादितो करे रेखेछे।
বর্ষায় সব ভিজে গেছে।	बरसाात से सब कुछ भीग गया है। बर्षाय सब भिजे गेछे।
আজ খুব গরম।	आज बहुत गरमी है। आज खुब गरम।

কাল সারা রাত বৃষ্টি হয়েছে।	कल रात बरसात हुई थी। काल सारा रात वृष्टि होयेछे।
পরশু মুসলধারে বৃষ্টি হল।	परसों मूसलाधार बरसात हुई थी। परशु मूसलधारे वृष्टि होलो।
কিন্তু আজ চড়া রোদ।	लेकिन आज कड़ी धूप है। किंतु आज चड़ा रोद।
তাই অত ঘাম হচ্ছে।	इसीलिए इतना पसीना आ रहा है। ताइ अतो घाम होच्छे।
আমি ব্যাঙের আওয়াজ শুনতে চাই।	मैं मेंढक की आवाज सुनना चाहता हूँ। आमि बेंगेर आवाज शुनते चाइ।
এ বছর গরম বেশি পড়ছে।	इस साल गरमी अधिक पड़ रही है। ए बछर गरम बेशि पोड़छे।
বাইরে প্রচণ্ড রোদ।	बाहर तेज धूप है। बाइरे प्रचण्ड रोद।

45. वर्षा ऋतु (Rainy Season) বর্ষা কাল

আমার বৃষ্টি ভাল লাগে।	मुझे बरसात अच्छी लगती है। आमार वृष्टि भालो लागे।
বৃষ্টি হলে ঝরনা বইতে আরম্ভ করে।	बरसात होने पर झरने बहने लगते हैं। वृष्टि होले झरना बइते आरंभ करे।
পাখিরা গাছে লুকিয়ে থাকে।	पक्षी पेड़ों पर छिपे रहते हैं। पाखिरा। गाछे लुकिये थाके।
মেঘ দেখা যায়।	बादल दिखाई देते हैं। मेघ देखा जाय।
রামধনু দেখা দেয়।	इंद्रधनुष दिखाई देता है। रामधनु देखा देय।
মুষলধারে বৃষ্টি হচ্ছে।	मूसलाधार बरसात हो रही है। मूसलधारे वृष्टि होच्छे।
গত বছর আরো বেশি বৃষ্টি হয়েছিল।	पिछले साल और अधिक बरसात हुई थी। गतो बछर आरो बेशि वृष्टि हयेछिलो।
এ বছর বেশি বৃষ্টি হবে না।	इस साल अधिक बरसात नहीं होगी। ए बछर बेशि वृष्टि हबे ना।

আপনি কাঁপছেন কেন?	आप काँप क्यों रहे हैं। आपनि काँपछेन केनो?
আমি পুরো ভিজে গেছি।	मैं पूरा भींग गया हूँ। आमि पूरो भिजे गेछि।
বৃষ্টি থামলে বেরোব।	बरसात रुकने पर निकलेंगे। वृष्टि थामले बेरोबो।
তোমর ওখানে কি বরফ পড়ছে।	क्या तुम्हारे यहाँ बर्फ पड़ रही है? तोमार ओखाने कि बरफ पोड़छे?

46. ऋतु (Seasons) ঋতু (কাল)

আমাদের দেশে ছয়টি ঋতু হয়।	हमारे देश में छः ऋतुएं होती हैं। आमादेर दशे छयटि ऋतु हय।
সবার আগে বসন্ত ঋতু আসে।	सबसे पहले वसन्त ऋतु आती है। सबार आगे वसन्त ऋतु आसे।
আর সবার শেষে শীত।	और सबके अंत में शीत ऋतु। आर सबार शेषे शीत ऋतु।
বাকিঋতুদের নাম গ্রীষ্ম, বর্ষা, হেমন্ত আর শরৎ।	बाकी ऋतुओं के नाम हैं ग्रीष्म, वर्षा, हेमन्त और शरद। वसन्त ऋतु ते वसन्त पंचमीर उत्सव हय।
সে দিন সরস্বতীর পুজো করা হয়।	उस दिन सरस्वती की पूजा की जाती है। से दिन सरस्वतीर पुजो करा हय।
বসন্ত ঋতুতে কোকিল ডাকে।	वसन्त ऋतु में कोयल बोलती है। वसन्त ऋतु ते कोकिल डाके।
শীত কমে যায়।	जाड़ा कम हो जाता है। शीत कमे जाय।
গাছ-পালা সবুজ থাকে।	पेड़–पौधे हरे रहते हैं। गाछ–पाला सबुज थाके।
বসন্তের পরে গ্রীষ্ম আসে।	वसन्त के बाद ग्रीष्म ऋतु आती है। बसन्तेर परे ग्रीष्म आसे।
ভীষন রোদ থাকে।	बहुत अधिक धूप होती है। भीषन रोद थाके।

জামা-কাপড় পরতে ইচ্ছে করে না।	कपड़े पहनने का मन नहीं होता। जामा कापड़ परते इच्छे करे ना।
গরমে শরীর আর মন বিরক্ত হয়ে যায়।	गरमी में शरीर और मन चिड़चिड़ा रहता है। गरमे शरीर आर मन विरक्त हये थाके।
ব্যাঙের আওয়াজ শোনা যায়।	मेंढकों की आवाज सुनाई देती है। बेङेर आवाज शोना जाय।

47. সান্ত্বনা (Console) सांत्वना

এ কিসের আওয়াজ?	यह कैसी आवाज है? ए किसेर आवाज?
এখানে দুর্ঘটনা ঘটেছে।	यहाँ दुर्घटना हुई है। एखाने दुर्घटना घटेछे।
হে ভগবান! এ তো দুঃখের কথা।	हे भगवान! यह तो बड़े अफसोस की बात है। हे भगवान! ए तो दु:खेर कथा।
কার ভুল ছিল?	गलती किसकी थी? कार भुल छिलो?
এতে আপনার কোন দোস নেই।	इसमें आपकी कोई गलती नहीं है। एते आपनार कोनो दोष नेइ।
শুনে বড় কষ্ট পেয়েছি।	सुनकर बहुत दुख हुआ। शुने बड़ो कष्टो पेयेछि।
ভগবানের বিধানকে কেউ পাল্টাতে পারে না।	ईश्वर के निर्णय को कोई बदल नहीं सकता। भगवानेर विधान के केउ पाल्टाते पारे ना।
আপনার প্রতি আমার সহানুভুতি আছে।	आपसे मुझे सहानुभूति है। आपनार प्रति आमार सहानुभूति आछे।
আমরা কি করতে পারি।	हम क्या कर सकते हैं। आमरा कि कोरते पारि।
কেউ কিছু করতে পারে না।	कोई कुछ नहीं कर सकता। केउ किछु करते पारे ना।
আপনারা যা করতে পারেন, করেছেন।	आपलोग जो कर सकते थे, आपने किया। आपनारा जा कोरते पारेन, कोरेछेन।
এর বেশি কেউ করতে পারে না। ঈশ্বর ভাল করবে।	इससे अधिक कोई नहीं कर सकता। ईश्वर भला करेगा। एर बेशि केउ कोरते पारे ना, ईश्वर भालो कोरबे।

48. শৈশব (Childhood) बचपन

শৈশব সবার পছন্দ।	बचपन सबको पसन्द है।	शैशब सबार पछन्दो।
তার বয়স কত?	उसकी उमर कितनी है?	तार वयस कतो?
সে তোমার চেয়ে ছোট।	वह तुमसे छोटा है।	से तोमार चेये छोटो।
আমি মানি না।	मैं नहीं मानता।	आमि मानि ना।
সে তোমার মর্জী।	वह आपकी मर्जी।	से तोमार मर्जी।
আমরা ছোটবেলার বন্ধু।	हम बचपन के दोस्त हैं। आमरा छोटोबेलार बंधु।	
ছোটবেলায় তুমি কি করতে, জান?	पता है, बचपन में तुम क्या करते थे? छोटोबेलाय तुमि कि कोरते जानो?	
আমাদের তিনজনের বয়স সমান।	हम तीनों की उमर बराबर है। आमादेर तिन जनेर वयस समान।	
তার বিবাহ ছোটবেলায় হয়ে গেছে।	उसका विवाह बचपन में हो गया था। तार विवाह छोटोबेलाय हये गेछे।	
ছোটবেলার কথা আলাদা।	बचपन की बात अलग है। छोटोबेलार कथा आलादा।	
ছোটবেলার আরো অনেক কথা আছে।	बचपन की और भी बहुत सी बाते हैं। छोटोबेलार आरो अनेक कथा आछे।	
সেগুলি ইচ্ছে করলেও ভোলা যায় না।	कोशिश करके भी उसे भुलाया नहीं जा सकता। सेगुलि इच्छे करलेउ भोला जाय ना।	
সে এক জন ব্রহ্মচারী।	वह एक ब्रह्मचारी है।	से एक जन ब्रह्मचारी।

শৈশব কে কেউ ভুলতে পারে না।	बचपन को कोई भूल नहीं सकता। शैशव के केउ भुलते पारे ना।
তাকে দেখতে ছোটো মনে হয়।	वह देखने में छोटा लगता है। ताके देखले छोटो मने हय।
ছোটবেলার দিনগুলি ভাল হয়।	बचपन के दिन अच्छे होते हैं। छोटोबेलार दिनगुलि भालो हय।

49. যৌবন (Youth) यौवन

যৌবন সবার ভাল লাগে।	यौवन सबको अच्छा लगता है। यौवन सबार भालो लागे।
যৌবনের মানে কুড়ি থেকে ষাট।	यौवन का मतलब है बीस से साठ। यौवनेर माने कुड़ि थेके साट।
যৌবনে যা কিছু করতে পারা যায়।	यौवन में जो जी चाहे कर सकते हैं। यौवने जा किछु कोरते पारा जाय।
যৌবনে পাপ-পুণ্যর খেয়াল থাকে না।	यौवन में पाप–पुण्य का खयाल नहीं रहता। यौवने पाप–पुन्येर खेयाल थाके ना।
তাই যৌবনে সতর্ক থাকার দরকার।	इसीलिए यौवन में सावधान रहने की जरूरत है। यौवने सतर्को थाकार दरकार।
সবাই যুবক হয়ে থাকতে চায়।	सभी जवान बने रहना चाहते हैं। सबाइ युवक हये थाकते चाय।
যৌবনে শরীরে বেশি শক্তি থাকে।	यौवन में शरीर में अधिक बल रहता है। यौवने शरीरे बेशि शक्ति थाके।
বুদ্ধিও প্রখর থাকে।	बुद्धि भी प्रखर रहती है। बुद्धिओ प्रखर थाके।
শরীর ও চোখে চমক থাকে।	शरीर और आँखों में चमक रहती है। शरीर आर चोखे चमक थाके।

দেশের সমস্ত আশা নির্ভর করে যুবক সম্প্রদায়ের উপর।

देश की सारी आशायें जवानों पर ही निर्भर हैं।
देशेर समस्तो आशा निर्भर करे युवक
सम्प्रदायेर ऊपर।

যৌবনে এই পৃথিবীর সব কিছু ভাল লাগে।

यौवन में इस पृथ्वी का सब कुछ अच्छा लगता है।
यौवने एइ पृथिबीर सब किछु भालो लागे।

বন্ধুত্ব বা শত্রুতা করার সময় ও এটাই।

मित्रता या शत्रुता करने का यही समय है।
बंधुत्व वा शत्रुता करार समय ओ एटाइ।

যৌবন জীবনের বসন্ত।

यौवन जीवन का बसन्त है। यौवन जीवनेर बसन्तो।

এই সময়টাকে নষ্ট করা উচিত নয়।

इस समय को व्यर्थ गंवाना ठीक नहीं होता।
एइ समयटाके नष्टो करा ठीक नय।

50. বার্ধক্য (Old Age) बुढ़ापा

যৌবনের পর বার্ধক্য আসে।

यौवन के बाद बुढ़ापा आता है।
यौवनेर परे वार्द्धक्य आसे।

বার্ধক্যর মানে হল ষাট থেকে একশো বছরের বয়স।

बुढ़ापे का मतलब है साठ से सौ की आयु।
वार्द्धक्येर माने होलो साट थेके एकशो बछरेर आयु।

বার্ধক্যে শরীরে বল থাকে না।

बुढ़ापे में शरीर में बल नहीं रहता।
वार्द्धक्ये शरीरे बल थाके ना।

রোগে কষ্ট হয়।

रोगों से तकलीफ होती है। रोगे कष्टो हय।

তাহলে কি বার্ধক্য একটি অভিশাপ?

तो क्या बुढ़ापा एक अभिशाप है?
ता हले कि वार्द्धक्य एकटि अभिशाप?

আমি সে কথা বলছি না।

मैं ऐसा नहीं कह सकता।
आमि से कथा बोलछि ना।

বার্ধক্যে চুল সাদা হয়ে যায়।

बुढ़ापे में बाल सफेद हो जाते हैं।
वार्द्धक्ये चुल सादा हये जाय।

তার পর চুল পড়ে যায়। इसके बाद बाल झड़ जाते हैं।

तार परे चुल पोड़े जाय।

দাঁত পড়ে যায়। दाँत गिर जाते हैं। दाँत पोड़े जाय।

কিন্তু মন সব কিছুর উপর লেগে থাকে। पर मन हर चीज पर लगा रहता है।
किंतुमन सब किछुर ऊपर लेगे थाके।

এ তো সবাই জানে। यह तो सभी जानते हैं। ए तो सबाइ जाने।

তাহলেও কেও অল্প বয়সে মরতে চায় না। फिर भी कोई कम उम्र में मरना नहीं चाहता।
ताहलेउ केउ अल्पो वयसे मरते चाय ना।

কিন্তু এখন অনেকে অল্প বয়সে বৃদ্ধ হয়ে যায়। लेकिन आजकल बहुत से लोग कम उम्र में बूढ़े हो जाते हैं।
किंतु एखन अनेके अल्पो वयसे वृद्ध होये जाच्छे।

বার্ধক্য কষ্টের হলেও অভিজ্ঞতার বহুমুল্য ভাণ্ডার। बुढ़ापा कष्टदायक होने पर भी अनुभव का भंडार

होता है।
वार्द्धक्य कष्टेर हलेओ अभिज्ञतार भांडार।

51. যোগ (Yoga) योगा

প্রত্যেকের রোজ যোগ ব্যায়াম করা উচিত। सबको रोज योग करना चाहिए।
प्रत्येकेर रोज योगव्यायाम करा उचित।

সকালবেলা যোগব্যায়াম করা উচিত। योग सुबह के समय करना चाहिए।
सकाल बेला योगव्यायाम करा उचित।

যোগ ব্যায়াম করলে রোগ দূর হয়। योग करने से रोग दूर हो जाते हैं।
योगव्यायाम कोरले रोग दूर हय।

যোগব্যায়াম করলে কোন ক্ষতি হয় না। योग से कोई नुकसान नहीं होता है।
योगव्यायाम करले कोनो क्षति हय ना।

যোগব্যায়াম করে দুর্বল ব্যক্তিও শক্তি লাভ করতে পারে।	**योग करने से कमजोर व्यक्ति भी बल प्राप्त कर सकते हैं।** **योगव्यायाम करले दुर्बल व्यक्तिउ शक्ति लाभ करते पारे।**
শরীরে রোগ প্রতিষেধক শক্তি বাড়ে।	**शरीर में रोग प्रतिरोधक क्षमता बढ़ती है।** **शरीरे रोग प्रतिषेधक शक्ति बाड़े।**
ভীতুরাও সাহস পায়।	**डरपोक लोगों में भी शक्ति का संचार होता है।** **भितुराउ साहस पाय।**
যোগব্যায়ামের সব গুণ বলা সম্ভব নয়।	**योग के सारे गुणों को बताना संभव नहीं है।** **योगव्यायामेर सब गुण बला संभव नय।**
বেশি বয়সের লোকেরাও যোগব্যায়াম করতে পারে।	**अधिक उम्र वाले भी योग कर सकते हैं।** **बेशी वयसेर लोकेराउ योगव्यायाम करते पारे।**
অল্প বয়স থেকে যোগব্যায়াম আরম্ভ করা ভাল।	**कम उम्र से ही योगाभ्यास करना आरंभ अच्छा रहता है।** **कम वयस थेके योगव्यायाम आारंभ करा भालो।**
যোগব্যায়াম করলে জীবন ভাল থাকে।	**योगाभ्यास करने से जीवन अच्छा रहता है।** **योग व्यायाम कोरले जीवन भालो थाके।**

ভাগ- ৫

भाग - ५

PART - 5

Scan me

पृष्ठ संख्या 205 से 220 की विषय-सामग्री ऑनलाइन
https://www.dropbox.com/scl/fi/ft8f4p6begwyj5908u7gz/70102S-9789350571699-LEARN-BANGLA-THROUGH-HINDI-PART-5.pdf?rlkey=y0tbl9kr164ttuwllbo1uf96n&st=vrztrt4z&dl=0
पर उपलब्ध है।

ভাগ-৬

भाग - ६

PART - 6

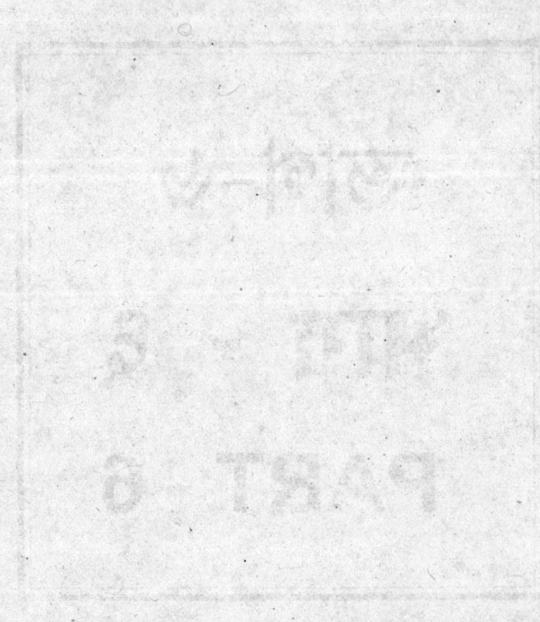

Grammatical Way – Learn Bangla through Hindi Youtube Audio

व्याकरण सहित हिन्दी–बांगला बोलना सीखने के लिए यूट्यूब ऑडियो

Youtube Link: https://www.youtube.com/watch?v=POw2xQU4dQU

मित्रों

भारत जैसे विशाल देश में संविधा के अनुसार लगभग 20 भाषाएं हैं। अभी तक बहुत सारी भाषाएँ गिनती में भी नहीं आई हैं। सभी भाषाएं बोलना बहुत मुश्किल है। लेकिन इन्सान एक सामाजिक प्राणी है। बदलते हुए जमाने के साथ समाज में एक प्रांत के लोग उसी प्रांत में सीमित होकर नहीं रह सकते। केवल अपनी भाषा में बातकरके उनका काम नहीं चल सकता। उनका दूसरे प्रांत के बंगों से मिलना ओर उनसे बात करना जरूरी है। सभी लोगों को विभिन्न भाषाओं में सम्पर्क करना पड़ रहा है। इसलिए लोगों को दूसरी भाषाओं को सीखना जरूरी है। हर प्रान्त की भाषा जानना संभव नहीं है। हमारे संविधान में हिन्दी को राष्ट्रभाषा का स्थान दिया गया है। देश के 60 से 70 प्रतिशत लोग हिन्दी बोल या समझ सकते हैं। इस किताब को पढ़कर हिन्दी बोलने वाले बांगला शब्दों का सही उच्चारण और वाक्य गठन सीख सकते हैं। कब क्या बोलना उचित है पता होने पर बात करने में सुविधा होगी।

अभ्यास–1: अभिवादन– बड़े कहते हैं कि किसी से मलिने पर या कोई कार्य आरंभ करने के पहले मंगलकामना करनी चाहिए। नीचे दिए वाक्यों को ठीक से पढ़ें और बांग्ला में अभिवादन करने का तरीका सीखें।

1. নমস্কার	**नमस्ते / नमस्कार**	**नमस्कार**
2. শুভ রাত্রি	**शुभ रात्रि**	**शुभ रात्रि**
3. আবার দেখা হবে	**फिर मिलेंगे।**	**आबार देखा हबे**
4. ঠিক আছে	**ठीक है।**	**ठीक आछे**
5. কি খবর, কেমন আছেন	**कैसे हैं / क्या हाल है।**	**कि खबर, केमन आछेन**
6. কিছু না	**कुछ नहीं**	**किछु ना**
7. আপনার যাথে দেখা করে ভাল লাগল	**आप से मिलकर खुशी हुई।**	**आपनार साथे देखा करे भालो लागलो।**
8 এ আমার সৌভাগ্য	**यह मेरा सौभाग्य है।**	**ए आमार सौभाग्यो।**
9. নতুন বৎসরের জন্য শুভেচ্ছা জানাই।	**नए वर्ष की शुभकामना!**	**नतुन बछरेर जन्यो शुभेच्छा जानाई!**
10. ঈদ মুবারক	**ईद मुबारक!**	**ईद मुबारक!**

छोटों को आशिर्वाद करते समयः

11. ভাল থাক। ঈশ্বর তোমার মঙ্গল করুন। सुखी रहो! ईष्वर तुम्हारा मंगल करें।
भालो थाको, ईष्वर तोमार मंगल करुन!

याद रखें (Remember) মনে রাখুন

बात करते समय हमारी जीभ, कंठ, तालु, मुर्धा, दाँत या ओठ किसी न किसी माग का स्पर्श करती है, इसके साथ ही हमें आँख, कान और बुद्धि का भी प्रयोग करना होता है।

সৌজন্যে (Courtesy) शिष्टाचार

1. দয়া করে বসুন। कृपया बैठिए। दया करे बसुन।

2. দয়া করে অপেক্ষা করুন। कृपया प्रतीक्षा करें। दया करे अपेक्षा करुन।

3. ক্ষমা করুন। कृपया माफ कीजिए। क्षमा करुन।

4. ক্ষমা করবেন, আপনাকে একটু কষ্ট দিচ্ছি। माफ कीजिए, आपको परेषान कर रहा / रही हूँ।
क्षमा कोरबेन, आपनाके कष्टो दिच्छी।

अनुरोध (Request) অনুরোধ

1. আদেশ করুন। आज्ञा दीजिए। आदेश करुन।

2. দয়া করে সই করুন। कृपया हस्ताक्षर कीजिए। दया करे सई करुन।

3. দয়া করে ভীতরে আষুন। कृपया अंदर आइए। दया करे भीतरे आसुन।

4. আপনার সাথে কথা আছে। आपसे बात करनी है। आपनार साथे कथा आछे।

5. আমি আপনার সহৃদয়তার জন্য কৃতজ্ঞ। मैं आपकी सहृदयता के लिए आभारी हूँ।
आमि आपनार सहृदयतार जन्ये कृतज्ञ।

আদেশ (Orders) आदेश

3. এই বইগুলি ঠীক করে রাখ। इन किताबों को संभाल कर रखो।
एइ बईगुलि ठीक करे राखो।

4. এমন কর না। ऐसा मत करो। एमन करो ना।

5. আমার জন্য এক কাপচা নিয়ে এসো। — मेरे लिए एक कप चाय लाओ।
आमार जन्यो एक काप चा निये एसो।

अनुमति (Permission) অনুমতি

1. আপনি কি আমার সাথে আসবেন? — क्या आप मेरे साथ आ सकते हैं?
आपनि कि आमार साथे आसबेन?

2. আমি কি ভীতরে আসতে পারি? — क्या मैं अंदर आ सकता हूँ?
आमि कि भीतरे आसते पारि?

3. আপনি কি আমার সাথে কথা বলবেন? — क्या आप मेरे साथ बात कर सकते हैं?
आपनि कि आमार साथे कथा बलबेन?

4. আপনি কি আমায় একটি বই দেবেন? — क्या आप मुझे एक किताब देने की कृपा करेंगे?
आपनि कि आमाय एकटि बई देबेन?

मित्रों, अबतक आपने अभिवादन, सौजन्य, अनुरोध, आदेश और अनुमति लेने के बारे में सीखा है। अव अपने मनोभावों जैसे गुस्सा, क्षमा, सांत्वना को कैसे प्रकट करते हैं, इसे सीखकर इसका अभ्यास कर लें। अपने मित्रों या अन्य लोगों से बात करते समय इनका प्रयोग करें। अगर कोई आपकी बातें सुनकर हँसता है तो उसकी उपेक्षा कर अभ्यास करते रहें।

सांत्वना (Console) সান্ত্বনা

1. হায় ভগবান! — हे भगवान! — हाय भगवान!

2. কি লজ্জার কথা! — कितने शर्म की बात है! — कि लज्जार कथा!

3. বড় দুক্ষ্খের কথা! — बड़े अफसोस की बात है! — बड़ो दुखेर कथा!

4. আপনি বেকার চিন্তা করছেন। — आप बेकार परेशान हो रहे हैं।
आपनि बेकार चिन्ता करछेन।

5. তুমি চুপি-চুপি কাঁদছ কেন? — तुम छिप–छिप कर क्यों रोते हो?
तुमि चुपि–चुपि कांदछो केनो?

6. এতে চিন্তা করার মত কিছু নেই। — इसमें इतनी चिन्ता करने जैसी कोई बात नहीं है।
एते अतो चिन्ता करार मतो किछु नेई।

7. ঘাবড়াবেন না। — घबड़ाओ मत। — धाबड़ाबेन ना।

8. আমি আপনাকে বিশ্বাস করি। — मुझे आप पर पूरा भरोसा है।
आमि आपनाके विश्वास करि।

9. সব ঠিক হয়ে যাবে। — सब ठीक हो जाएगा। — सब ठीक होये जाबे।

10. ঈশ্বরের উপর ভরসা রাখুন। — भगवान पर आस्था रखो। — ईश्वरेर ऊपर आस्था राखुन।

11. আপনার সাথে আমার সম্পূর্ণ সহানুভূতি আছে। मुझे आपसे पूरी सहानुभूति है। आपनार साथे आमार सम्पूर्ण सहानुभूति आछे।

गुस्सा (Anger) রাগ

1. তুমি কি তাড়াতাড়ি কাজ করতে পার না। तुम काम जल्दी नहीं कर सकते क्या? तुमि कि ताड़ाताड़ि काज करते पार ना?

2. তুমি নিজেই তোমার কথার দাম রাখ না। तुम खुद अपनी बात का मोल नहीं रखते। तुमि निजेइ निजेर कथार दाम राखो ना।

3. আমি তোমায় কখনও ক্ষমা করতে পারবো না। मैं तुम्हें कभी क्षमा नहीं कर सकता/सकती। आमि तोमाय कखनो क्षमा करते पारबो ना।

4. তুমি সব কথাকে ঠাট্টা ভাব। तुम हर बात को मजाक समझते हो। तुमि सब कथा के ठट्टा भाबो।

क्षमा (Sorry) ক্ষমা

1. এটা ভুল করে হয়ে গেল। यह गलती से हो गया। एटा भूल करे होये गेलो।

2. সবার সাথে এমন হয়। ऐसा सबके साथ होता है। सबकर साथे एमन हय।

3. আমি দুখিত যে আপনাকে কষ্ট করতে হল मुझे दुख है कि आपको कष्ट देना पड़ा। आमि दुखितो जे आपनाके कष्टो करते हलो।

4. আমার অজান্তে এটা হয়ে গেছে। ऐसा अनजाने में हो गया। एटा अजान्ते हये गेलो।

5. আমি স্বীকার করছি এটা আমার ভুল। मैं मानता हूँ कि यह मेरी गलती है। आमि स्वीकार करछि एटा आमार भूल।

6. না, আপনার কোনো দোষ নেই। इसमें आपकी कोई गलती नहीं है। ना, आपनार कोनो दोष नेई।

7. সে যাই হোক, আমি লজ্জিত। फिर भी मैं शर्मिन्दा हूँ। से जाई होक, आमि लज्जितो।

8. এতে লজ্জিত হওয়ার মত কিছু নেই। इसमें शरमाने जैसी कोई बात नहीं है। एते लज्जा पावार मतो किछु नेई।

9. তুমি কি তোমার কথা ভুলে গেলে? क्या तुम अपना वादा भूल गए? तुमि कि तोमार कथा भुले गेले?

10. আমায় ক্ষমা করবেন। झे माफ कीजिए। आमाय क्षमा करुन।

अभ्यास–3:

मित्रों, आप जानते हैं कि घृणा दर्शाकर कुछ भी हासिल नहीं किया जा सकता। सौजन्य और विनम्रता से गैरों को भी अपना बनाया जा सकता है।

काम जल्दी करने के लिए :	তাড়াতাড়ি করুন।	जल्दी–जल्दी कीजिए।	ताड़ाताड़ि करुन।
काम धीरे करने के लिए :	আস্তে-আস্তে করুন।	धीरे–धीरे कीजिए।	आस्ते करुन।
किसी से बात करने की आवश्यकता होने परः	একটু শুনুন।	जरा सुनिए।	एकटु सुनुन।
किसी की सहायता माँगने के लिएः	একটু সাহায্য করুন।	थोड़ी सहायता कीजिए।	एकटु साहाज्यो करुन।
सम्मान सहित बैठाने के लिएः	দয়া করে বসুন।	कृपया बैठिए।	दया करे बसुन।
कुछ पूछने के लिएः	বলুন।	फरमाइए।	बलुन।
कुछ याद रखने के लिएः	মুখস্থ করে নাও।	याद कर लो।	मुखस्तो करे नाओ।

(सीडी को फिर से सुनें) गलती नहीं है।

अभ्यास–4:

मित्रों, दैनिक जीवन में बहुतों से मिलना होता है, बात करनी पड़ती है। कोई कुछ पूछे तो उस बात का जवाब देना होता है या समझाना होता है। इसके लिए नीचे दिए वाक्यों को याद कर लें।

किसी से मिलने परः	কেমন আছেন?	कैसे हैं?	केमन आछेन?
उत्तर देने के लिएः	ভাল আছি	ठीक हूँ।	भालो आछि।
	কোথায় যাচ্ছেন?	कहाँ जा रहे हैं?	कोथाय जाच्छेन?
	কোথাও না, এখানেই।	कहीं नहीं, बस इधर ही।	कोथाओ ना, एखानेई।
	একা যাচ্ছেন কেন?	अकेले क्यों जा रहे हैं ?	एका जाच्छेन केनो ?

अभ्यास–5:

मित्रों, अब आप जानते हैं कि कब कैसे बात करनी है। अपने ज्ञान को और बढ़ाएं। हीचे दी गई बात–चीत का अभ्यास करें। हम मंदिर जाने से आरंभ करेंगे।

वार्तालाप–1:

ভাস্কর ঃ মা! আমি মন্দির যাচ্ছি।**भास्कर:**	माँ, मैं मंदिर जा रहा हूँ।	माँ! आमि मंदिरे जाच्छि।
মা ঃ ঠিক আছে।	माँ: ठीक है।	ठीक आछे।
ভাস্কর ঃ দাদা, মন্দির কোথায়	भाई साहब, मंदिर कहाँ है?	दादा, मंदिर कोथाय?
অচেনা লোক ঃ সোজা গিয়ে ডান দিকে ঘুরে যাবেন।	सीधा जाकर दाई तरफ मुड़ जाइए।	सोझा गिये डान दिके घुरे जाबेन।
পুরোহিত মশায় ঃ পা ধুয়ে ভিতরে আসুন।	पैर धोकर अंदर आइए।	पा धुये भीतरे आसुन।
পুরোহিত মশায় ঃ তিন বার প্রদক্ষিণ করুন।	तीन बार प्रदक्षिणा कीजिए।	तीन बार प्रदक्षिणा करुन।
ভাস্কর ঃ প্রদক্ষিণ করে নিয়েছি পুরোহিত মশায়।	प्रदक्षिणा कर ली पंडित जी।	प्रदक्षिणा करे नियेछि पुरोहित मोशाय।
পুরোহিত মশায় ঃ যা কিছু এনেছেন এই থালায় রাখুন।	जो कुछ लाए हैं वह इस थाल में रख दीजिए।	जा किछु एनेछेन, एई थालाय राखुन।
ভাস্কর ঃ আমার বাবার নামে পুজো করুন।	मेरे पिताजी के नाम से पूजा कीजिए।	आमार बाबार नामे पुजो करुन।
পুরোহিত মশায় ঃ আমি যা বলছি আমার সাথে বলুন।	मैं जो बोलता हूँ, मेरे साथ वैसा बोलिए।	आमि जा बलछि आमार साथे बोलुन।
ভাস্কর ঃ ঠিক আছে পুরোহিত মশায়।	ठीक है पंडित जी।	ठीक आछे पुरोहित मोशाय।
পুরোহিত মশায় ঃ আরতি নিন।	आरती लीजिए।	आरती निन।

वार्तालाप 2: किसी कार्यालय में जाने पर कैसे बात करेंगे।

বিরেন্দ্রঃ নমস্কার/সুপ্রভাত মহাশয়!
नमस्कार, सुप्रभात साहब!
नमस्कार, सुप्रभात महाशय!

ম্যানেজারঃ সুপ্রভাত!
सुप्रभात!
सुप्रभात!

বরেন্দ্রঃ ক্ষমা করবেন একটু দেরী হয়ে গেল।
क्षमा कीजिएगा थोड़ी देर हो गई।
क्षमा करबेन एकटु देरी हये गेलो।

ম্যানেজারঃ ঠিক আছে। কালকের কাজ কত দূর হল?
ठीक है, कल का काम कहाँ तक पहुँचा?
ठीक आछे, कालकेर काज कतो दूर होलो?

বিরেন্দ্রঃ অর্ধেক হয়ে গেছে। যা বাকী রয়েছে এখন করে দিচ্ছি।
आधा हो गया साहब। जो बच गया है उसे मैं अभी करता हूँ।
अर्धेक हये गेछे, जा बाकी रयेछे, एखोन करे दिच्छि।

ম্যানেজারঃ তাড়াতাড়ি করুন। অনেক দেরী হয়ে গেছে।
जल्दी कीजिए, बहुत देर हो गई।
ताड़ाताड़ी करुन, अनेक देरी हये गेछे।

বিরেন্দ্রঃ কাল পুরো করার চেষ্টা করেছিলাম স্যার। কিন্তু লাইট ছিল না।
कल ही पूरा करने की कोशिश की थी साहब, लेकिन बिजली नहीं थी।
काल पुरो करार चेष्टा करेछिलाम सार। कन्तु कारेंट छिलो ना।

ম্যানেজারঃ লাইট ছিল না তো লাইটওয়ালাদের ফোন করার দরকার ছিল।
बिजली नहीं थी तो बिजली वालों को फोन करना था।
लाइट छिलो ना तो लाइटआलादेर फोन करार दरकार छिलो।

বিরেন্দ্রঃ স্যার, এটা করার পর কি করতে হবে?
इसके बाद क्या करना है साहब?
सार, एटार परे कि करते हबे?

ম্যানেজার ঃ দিল্লীতে ফোন করে খবর করে দাও যে আমাদের দিক থেকে কাজ হয়ে গেছে।
दिल्ली फोन कर सूचित कर दें कि हमारी तरफ से काम पूरा हो चुका है।
दिल्ली ते फोन करे खबर करे दाओ जे आमादेर कि थेके काज हये गेछे।

वार्तालाप 3 : शाम को घर लौटते समय भजिये वाले के ठेले के पास वार्तालाप का अभ्यास करें।

শিবঃ এক প্লেট লঙ্কা ভাজা দাও।
शिवः एक प्लेट मिर्ची की भाजी दो।
एक प्लेट लंका भाजा दाओ।

ভাজাওয়ালা ঃ এক প্লেট লঙ্কা ভাজা ষোল টাকা।
एक प्लेट मिर्ची की भाजी सोलह रुपए की है।
एक प्लेट लंका भाजा सोलो टाका।

শিবঃ প্লেটে কটা থাকে?
एक प्लेट में कितनी आती है?
प्लेटे कटा थाके?

ভাজাওয়ালা ঃ চারটে।
चार आती है।
चार टे।

শিবঃ ঠিক আছে, দিয়ে দাও।
प्ठीक है, दे दो।
ठीक आछे, दिए दाओ।

ভাজাওয়ালা ঃ তেলের ভাজাও গরম আছে সাব।
पकौड़ी भी गरम है साहब।
तेलेर भाजाओ गरम आछे साब।

শিবঃ তেলে ভাজা গরম আছে,কিন্তু তার রঙ ভাল লাগছে না।
पकौड़ी गरम है, लेकिन उसका रंग अच्छा नहीं है।
तेले भाजा गरम आछे किन्तु तार रंग भालो ना।

ভাজাওয়ালা ঃ রং দেখবেন না সাহেব, স্বাদ দেখুন।
रंग मत देखिए साहब, उसका स्वाद देखिए।
रंग देखबेन ना साहेब, स्वाद देखुन।

শিব ঃ আলু ভাজা, বেগুন ভাজা আর ডিম ভাজা ও এক প্লেট করে পার্সল বানিয়ে দাও।
आलू भाज़ी, बैगन भाजी और अंडा की भजी भी एक–एक प्लेट पार्सल बना दो।
आलू भाजा, बेगुन भाजा आर डिम भाजाओ एक प्लेट करे पार्सल बानिये दाओ।

ভাজাওয়ালা ঃ আমার ভাজার এমন স্বাদ যে একবার খেলে পরে লোকে বার-বার এখানে আসে।
हमारी भाजी एक बार खाए तो लोग बार–बार यहीं आते हैं। उसका स्वाद ही ऐसा होता है।
आमार भाजार एमन स्वाद जे एकबार खेले परे लोके बारबार एखानेइ आसे।

वार्तालाप 3 : एक नई फिल्म के बारे में बातचीत का अभ्यास करें।

ভারদ ঃ তুমি কি জানো এ সিনেমাটি কেমন?
क्या तुम जानते हो कि यह फिल्म कैसी है?
तुमि कि जानो ए सिनेमाटि केमोन?

কোটষ ঃ পোস্টার দেখে তো ভালই লাগছে।
वाल पोस्टर देखकर तो अच्छी ही लग रही है।
पोस्टर देखे तो भालोइ लागछे।

ভারদ ঃ কিছু টিকিট পাওয়া যাবে?
कुछ टिकट मिल सकती है क्या?
किछु टिकिट पावा जाबे?

কাটষ ঃ ব্যাল্কনী ছাড়া সব বুক হয়ে গেছে।
बालकनी को छोड़ कर सब बुक हो चुकी है।
बालकनी छाड़ा सब बुक हये गेछे।

ভারদ ঃ তিনটে টিকিট দিতে পারবেন?
क्या तीन टिकट दे सकते हैं?
तीनटे टिकिट दिते पारेन?

কোটষ ঃ লোকে বলছে সিনেমাটি খুব ভাল।
लोग कह रहे हैं कि यह फिल्म बहुत अच्छी है।
लोके बलछे सिनेमाटि खुब भालो।

ভারদ ঃ লোক যখন ভাল বলছে তা হলে ভালোই হবে।
लोग कह रहे हैं तो अच्छी ही होगी।
लोके जखन भलो बलछे ता हले भालोइ हबे।

কোটষ ঃ তা নয়, এটিতে অনেক নায়ক-নায়িকা রয়েছে।
वैसा नहीं है, इसमें कई अभिनेत्रियाँ हैं।
ता नय, एटिते अनेक नायक--नायिका आछे।

ভারদ ঃ তা ঠিক কিন্তু মূল গল্প কি?
वह तो ठीक है लेकिन मूल कथा क्या है?
ता ठीक, किन्तु मूल गल्पो टा कि?

কোটষ ঃ এর গল্প ভাল। এটা আউয়ার্ড পাওয়া সিনেমা।
इसकी कथा अच्छी है, यह एक अवार्ड पाने वाली फिल्म है।
एर गल्पो भालो, एटा अवार्ड पावा सिनेमा।

वार्तालाप 5 : मित्रों, अब होटल में होने वाली बातचीत का अभ्यास करें:

ওয়েটারঃ স্যার! আপনার কি লাগবে?
साब, आपको क्या चाहिए?
सार, आपनार कि लागबे?

সোমনাথ ঃ জলখাবারে কী আছে?
नाश्ते में क्या–क्या है?
जलखाबारे कि आछे?

ওয়েটার ঃ ইডলি, দোসা, লুচি।
इडली, डोसा, पूरी।
इडली, डोसा, लुची।

সোমনাথ ঃ এক প্লেট লুচি নিয়ে এস।
एक प्लेट पूरी ले आओ।
एक प्लेट लुची निये एसो।

ওয়েটার ঃ এই নিন স্যার।
यह लीजिए साब।
ए निन सार।

সোমনাথ ঃ লুচি গরম নেই।
पूरी गरम नहीं है।
लुची गरम नेई।

ওয়েটারঃ ওয়েদর টাই ঠাণ্ডা স্যার, তাই।
मौसम ही ठंडा है साब, इसीलिए।
वेदरटाइ ठांडा सार,ताइ।

সোমনাথ ঃ চা কেমন? ঠাণ্ডা না গরম?
चाय कैसी है? ठंडी या गरम?
चा केमोन, ठांडा ना गरम?

ওয়েটার ঃ ভাববেন না স্যার, একেবারে গরম।
चिन्ता मत कीजिए साब, बिल्कुल गरम है।
भाबबेन ना सार, एकेबारे गरम।

সোমনাথ ঃ তা হলে, তাই নিয়ে এসো।
अच्छा, तो ओहि लाओ।
ता हले, ताई निये एसो।

वार्तालाप 6 : मित्रों, अब किताबों की दुकान में होने वाली बातचीत का अभ्यास करें।

ভয়াম ঃ আপনার কাছে ভী. এণ্ড এস. পাব্লিশার্সের বই আছে?
क्या आपके पास बी,एंड पब्लिशर्स की किताबें हैं?
आपनार काछे बी,एंड पब्लिशर्स एर बइ आछे कि?

দোকানদার ঃ আছে স্যার।
हैं साब।
आछे सार।

ভয়াম ঃ হিন্দী শেখার বই আছে না কি?
हिन्दी सीखने की किताब है क्या?
हिन्दी सेखार बइ आछे कि?

দোকানদারঃ এই নিন স্যার।
यह लीजिए साब।
एइ निन सार।

ভয়াম ঃ আপনি কি বলতে পারেন, এ বইটি কেমন?
क्या आप कह सकते हैं कि यह एक उपयुक्त किताब है?
आपनि कि बोलते पारेन, ए बइटि केमन?

দোকানদারঃ খুব ভাল বিক্রী স্যার, ফটাফট সেল হয়ে যাচ্ছে।
इसका सेल अच्छा है, फटाफट बिक रही है।
खुब बिक्री भालो सार, फटाफट सेल हये जाच्छे।

ভয়াম ঃ আমি মনে করি যে আপনি সঠিক কথাই বলছেন।
मुझे विश्वास है कि आप सच बोल रहे हैं।
आमि मने करि जे आपनि सठीक कथाइ बलछेन।

ভয়াম ঃ ধন্যবাদ স্যার। **धन्यवाद साहब।** **धन्यवाद सार।**

वार्तालाप 5 : चिकित्सक और मरीज की बातचीत :

রোগী (রুগি) ঃ ডাক্তার বাবু আমার মাথা ব্যথা কোরছে।
डाक्टर साहब मेरे सिर में दर्द है।
डाक्टर बाबू आमार माथा ब्यथा कोरछे।

ডাক্তার ঃ কবে থেকে? **कब से है?** **कबे थेके?**

রোগী (রুগি) ঃ এক সপ্তাহ ধরে, কখনো কমে কখনো বাড়ে।
एक हफ्ते से है साहब, कभी ठीक रहता है, कभी होने लगता है।
एक सप्ताह धरे, कखनो कमे कखनो बाड़े।

ডাক্তার ঃ শুধু মাথা ব্যথা না অন্য কোনো কষ্টও আছে?
केवल सिरदर्द है या कोई और तकलीफ भी है?
सुधु माथा व्यथा ना अन्य कोनो कष्टोउ आछे?

রোগী (রুগি) ঃ আমার শরীর আজকাল ভাল থাকছে না।
मेरी तबियत आजकल ठीक नहीं है साहब।
आमार शरीर आजकाल भालो थाकछे ना।

ডাক্তার ঃ ভাল না, মানে কি?
ठीक नहीं है का क्या मतलब है?
भालो ना, माने कि?

রোগী (রুগি) ঃ সামান্য কাজ করলেও ক্লান্ত হয়ে পড়ি।
छोटा सा काम करने में भी थकान महसूस कर रही हूँ।
सामान्यो काज करलेउ क्लान्तो हये पड़ि।

ডাক্তারঃ আমি আপনাকে কিছু ট্যাবালট দিচ্ছি, তাত ভাল হায় যাবে।
चिन्ता मत कीजिए, कुछ गोलियाँ दे रहा हूँ ठीक हो जाएगा।
आमि आपनाके किछु टेबलेट दिच्छि ताते भालो होये जाबे।